Beltz Taschenbuch 827

W0178158

Über dieses Buch:

Ess-Störungen fallen nicht vom Himmel. In einer Untersuchung fanden die Autoren dieses Buches heraus, dass ungefähr jedes zweite Mädchen und jeder dritte Junge etwa im Alter von 11 Jahren mit seiner Figur unzufrieden ist. Natürlich führt eine solche Haltung nicht automatisch zu einer Ess-Störung, aber Ernährungsgewohnheiten, falsche Vorbilder und die Verharmlosung von Essproblemen ebnen, zusammen mit anderen Einflüssen, den wirklich gefährlichen Ess-Störungen wie Magersucht und Bulimie ihren Weg.

In diesem Buch findet die Leserin und der Leser alles Wissenswerte darüber, wie und warum Ess-Störungen entstehen und woran Eltern, Lehrer, Mitschüler oder auch Betroffene sie bereits in ihrem Anfangsstadium erkennen und ihnen vorbeugen können.

Hintergrund der einzelnen Kapitel ist die langjährige Praxis der beiden Autoren am weltweit anerkannten »Therapie-Centrum für Essstörungen« (TCE) in München. So geben sie nicht nur Ratschläge für eine vernünftige Vorbeugung und darüber, dass auch »Essen gelernt sein will«, sondern berichten über therapeutische Möglichkeiten, die Krankheit in den Griff zu bekommen und sie dauerhaft zu heilen.

Zum Schluss des Buches wenden sich Patientinnen direkt an Mütter, Väter, LehrerInnen und Mitschüler und versuchen eine Antwort auf die immer wieder gestellte Frage zu geben: Was können Bezugspersonen für an Magersucht oder Bulimie Erkrankte tun, was sollen sie möglichst nicht tun.

Die Autoren:

Dr. med. Monika Gerlinghoff und *Dr. med. Herbert Backmund* arbeiten als Ärzte und Psychotherapeuten am Therapie-Centrum für Ess-Störungen (TCE) am Max-Planck-Institut für Psychiatrie in München. Die Autoren haben bereits mehrere Bücher zum Thema Magersucht und Bulimie veröffentlicht. Als Beltz Taschenbuch lieferbar sind auch ihre Ratgeber *Essen will gelernt sein* und, zusammen mit Dr. Norbert Mai, *Magersucht und Bulimie – verstehen und bewältigen*, das als Standardwerk zum Thema angesehen werden kann.

Monika Gerlinghoff · Herbert Backmund

Was sind Ess-Störungen?

Ein kleines Handbuch
zur Diagnose, Therapie und Vorbeugung

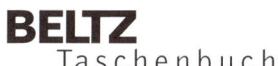

Besuchen Sie uns im Internet:
www.Beltz.de

Teile des vorliegenden Buches wurden den im gleichen Verlag
erschienenen Büchern »Magersucht und Bulimie – verstehen und
bewältigen« und »Essen will gelernt sein« entnommen.

Beltz Taschenbuch 827

3 4 5   04 03

© 2000 Beltz Verlag, Weinheim und Basel
Umschlaggestaltung: Federico Luci, Köln
Umschlagabbildung: © Bavaria Bildagentur, München
Satz: Satz- und Reprotechnik GmbH, Hemsbach
Druck und Bindung: Druckhaus Beltz, Hemsbach
Printed in Germany

ISBN 3 407 22827 9

Inhalt

Prävention 103

Patientinnen antworten auf die Frage:
Wie kann ich eine Kranke erreichen?   112

Literatur   120

PatientInnen des TCE (Therapie-Centrum für Ess-Störungen) München beantworten gerne Fragen.

Kontakt:
TCE
Schleißheimer Str. 267
D-80809 München
Telefax: 089 356249-99

Einleitung

Zusammen mit unseren Patientinnen engagieren wir uns am Therapie-Centrum für Ess-Störungen des Max-Planck-Institutes für Psychiatrie, München (TCE) seit Jahren in der Öffentlichkeitsarbeit und Aufklärung. Mit Unterstützung des Bayerischen Sozialministeriums etablieren wir seit Mitte 1998 Präventionsprojekte in bayerischen Schulen. Zurzeit erarbeiten wir mit über 40 Gymnasien ein Selbstmanagement-Präventions-Projekt. Unsere Vorstellungen darüber haben wir in dieser Schrift zusammengefasst. Sie ist für alle diejenigen gedacht, die sich mit Ess-Störungen auseinander setzen müssen oder sollten, also Betroffene selbst, Eltern, Geschwister, Partner und nicht zuletzt Lehrerinnen und Lehrer. Wir möchten über gestörtes Essverhalten informieren und über die Ess-Störungen Magersucht und Bulimie im medizinischen Sinn aufklären. Wir fassen zusammen, was Fachleute heute über die Entstehung der Ess-Störungen denken, und legen unser Krankheitsverständnis dar.

Ess-Störungen wie Magersucht und Bulimie werden, gemessen an dem Schweregrad dieser Erkrankungen, etwa im Vergleich zu Suchterkrankungen und Aids viel zu wenig beachtet. Wir bemühen uns, über diese Krankheiten aufzuklären, Betroffene frühzeitig für eine Behandlung zu motivieren, d.h. Wege zu finden, wie Ess-Störungen verhindert werden können. Dies aus mehreren Gründen: Behandlungserfolge stellen sich immer noch nicht leicht ein. Neben einer hohen Sterblichkeitsrate ergeben Untersuchungen, in denen Kranke 10 bis 20 Jahre beobachtet wurden, einen nicht seltenen Übergang in andere psychische Krankheiten wie Depressionen, Zwangsstörungen oder Abhängigkeit von Drogen und Alkohol.

Wie in all unseren Büchern kommen auch in dieser Schrift unsere Patientinnen zu Wort. Wieder überzeugen sie mit der ihnen eigenen eindringlichen Sprache mehr, als wir Fachleute dies vermögen,
vermitteln aus eigenem Erleben, wie eingeschränkt, traurig und bedrohlich das Leben mit einer Ess-Störung ist. In unserem Selbstmanagement-Präventions-Projekt setzen sie alles daran, dazu beizutra-
gen, Ess-Störungen zu verhindern bzw. bereits Betroffene für eine
Therapie zu motivieren. Zum Schluss wenden sie sich direkt an
Mütter, Väter, Lehrerinnen, Lehrer, Mitschülerinnen und Mitschüler und versuchen, eine Antwort auf die immer wieder gestellte Frage zu geben: Was können Bezugspersonen für an Magersucht oder
Bulimie Erkrankte tun, was sollen sie möglichst nicht tun?

Die Diagnose von Ess-Störungen

Das leidige Essproblem

In dem Buch über Ernährungspsychologie von V. Pudel und J. Westenhöfer (1998) findet sich schon auf den ersten Seiten die Feststellung: »Die Deutschen essen zu viel, zu fett, zu süß, zu salzig und zu ballaststoffarm.« Zudem essen wir nach unserer Meinung überwiegend zu falschen Zeiten. Als Folge ist eine Gewichtszunahme zu verzeichnen. Im Gesundheitsbericht für Deutschland (1998) heißt es, dass Anfang der 90er-Jahre im Westen Deutschlands 19,5% der Frauen und 17,3% der Männer als übergewichtig zu bezeichnen waren, im Osten 25,5% der Frauen und 20,6% der Männer. Im Westen Deutschlands wurde gegenüber Mitte der 80er-Jahre eine Gewichtserhöhung um fast 3% bei den Frauen und um 2% bei den Männern festgestellt. Im internationalen Vergleich, so heißt es weiter, fällt Deutschland durch einen hohen Anteil Übergewichtiger auf. Der Anteil der Untergewichtigen betrug Anfang der 90er-Jahre, wiederum mit etwas unterschiedlichen Zahlen zwischen Westen und Osten, weniger als 3%.

Es kann nun keine Rede davon sein, dass diese nationale Gewichtsbilanz die satte Zufriedenheit einer Wohlstandsgesellschaft widerspiegelt. Wir sind mit uns keineswegs zufrieden. Der Trend geht, was Gewicht und Figur betrifft, klar in die andere Richtung. Das Schlankheitsideal diktiert zumindest in den westlichen Industrienationen die Essgewohnheiten in erheblichem Maße. Gleichsam als Zielfiguren dienen die Models, und diese sind spätestens seit Twiggy schlank, um nicht zu sagen mager. Zu Werbezwecken werden in Modemagazinen und Journalen Frauen präsentiert, deren Gewicht sicherlich im untersten Normbereich liegt. So lautet denn der Auftrag an die Frauen, diesen Auserwählten mit der Traumfigur nachzueifern. Als Preis winkt nicht nur die Attraktivität des eigenen Körpers; den Models wird nämlich unterstellt, dass sie mit ihren idealen Körpermaßen auch den Zustand des Glückes, der vollkommenen Zufriedenheit und der absoluten Coolness erreicht haben. Lohnt es sich nicht für die Frau, dafür zu hungern?

Spätestens seit Fitness zur Tugend erhoben, zur Sinngebung des Lifestyles geworden ist, muss auch der Mann besorgt seine Bundweite betrachten. Körperliche Fitness ist mit zu viel Pfunden nicht zu vereinbaren. Neben sportlichem Training aller Art ist also eine figurbewusste Ernährung auch zur Sache des Mannes geworden.

Die Hilfen, die es dazu gibt, sind überwältigend. Ob mit dem Prädikat »light«, »fettarm«, »mager« oder »du darfst« versehen, gibt es nahezu alles, was an Speisen oder Getränken vorstellbar ist. Aufdrucke in Kalorien oder Joule erleichtern dem modernen Menschen das Leben nach der Tabelle. Leider ist der Erfolg, im Ganzen gesehen, nicht ermutigend. Pudel und Westenhöfer kommen zu der Feststellung, dass weniger als 15% der Bevölkerung in Bezug auf ihr Gewicht selbst gewählten Idealvorstellungen entsprechen. Das ist natürlich eine ungute Situation. Es ist davon auszugehen, dass nicht wenige Menschen sich immer wieder von neuem darum bemühen, dem ersehnten Ziel des Fitness- und Schönheitsideals wenigstens ein ganz kleines bisschen näher zu kommen. An diese Menschen richtet sich das immense Angebot an Diätvorschriften und Schlankheitskuren. Versprochen wird viel, aber die Erfolge sind – vor allem auf Dauer gesehen – mehr als spärlich.

Gestörtes Essverhalten

Die Frage, warum es für viele Menschen so schwierig und letztlich frustrierend ist, ein individuell angestrebtes Gewicht zu erreichen und zu halten, ist generell nicht zu beantworten. Jedenfalls sind die

Lebensumstände für eine geregelte Nahrungsaufnahme schwieriger geworden. Der früher übliche Zeitplan Frühstück-Mittagessen-Abendessen ist durcheinander geraten. Dadurch, dass immer irgendetwas zu essen verfügbar ist, in kleinen Portionen und handlich verpackt, kann man sich, wann und wo man will, verköstigen. Auch für den »kleinen Snack zwischendurch« ist reichlich gesorgt. Allerdings geht bei dieser Art der Ernährung die Kontrolle leicht verloren. Wir haben das Gefühl, schon tagelang nicht mehr »richtig« gegessen zu haben; Chips und das Bier beim Fernsehen zählen sowieso nicht. So bekommt Essen eine emotionale Funktion: Wir gönnen uns etwas Verbotenes, weil wir sowieso immer zu kurz kommen, genehmigen uns eine kleine Mahlzeit, ob wir nun Geselligkeit suchen oder frustriert sind, essen, um etwas zu feiern oder aus einer beruflichen Verpflichtung. Danach reden wir davon, dass wir gesündigt haben, aber es wieder in den Griff bekommen. So entsteht ein ständiges Hin und Her zwischen Wollen, Müssen und Nicht-Dürfen.

Dem Wunsch nach einer Traumfigur eifern viele nach – entweder erlegen sie sich selbst diesen Druck auf oder sie geben dem äußeren Druck ihrer Mitmenschen nach. In manchen Berufen ist die Gewichtskontrolle obligatorisch. Dazu gehören professionelles Tanzen, Modeln, viele Sportarten und schließlich jeder Job, bei dem attraktives Aussehen und Fitness zu den Einstellungsbedingungen gehören, z.B. in industriellen Führungspositionen. Wenn der Druck groß genug wird und wiederholte Abmagerungskuren und Diäten nicht den gewünschten Erfolg gebracht haben, werden zusätzliche Methoden zur Gewichtsregulierung eingesetzt wie Null-Diät, Abführmittel, entwässernde Medikamente, willentliches Erbrechen nach einer Diätsünde oder auch exzessive sportliche Aktivitäten. Dies alles zusammen rechnen wir zu einem gestörten Verhalten.

Viele Menschen leben so, ohne dass sie dadurch ernsthaft Schaden nehmen. Und trotzdem birgt dieses Verhalten auch Risiken. Wenigstens zwei Gründe möchten wir anführen: Der erste Grund ist, dass ein gestörtes Essverhalten allmählich in eine manifeste Ess-Störung übergehen kann – davon wird noch die Rede sein; der zweite Grund liegt in der oft unbedachten »Vorbildfunktion« von Eltern und Erwachsenen Kindern gegenüber.

Es ist falsch anzunehmen, dass die Auseinandersetzung mit dem eigenen Gewicht und der Figur ein Problem der Erwachsenen ist. Aus eigenen Erhebungen an knapp 800 Schülerinnen und Schülern der fünften Jahrgangsstufe an Gymnasien in München-Stadt und München-Land wissen wir, dass nicht wenige der 9 bis 13 Jahre alten Kinder (im Schnitt 10,8 Jahre) sich Sorgen um ihre Figur machen. Die Frage: Wolltest du jemals dünner sein?, haben 49% der Mädchen und 36% der Jungen bejaht, im Durchschnitt 43% der befragten Kinder. Dieser Prozentsatz stimmt ziemlich genau mit vergleichbaren Untersuchungen aus den USA, aus Israel und aus Australien überein. Die Frage: Hast du jemals versucht abzunehmen?, haben in unserer Untersuchung 34% der Mädchen und 30% der Jungen bejaht, im Schnitt 33% der befragten Kinder. Auch dieser Prozentsatz entspricht exakt den Untersuchungsergebnissen aus den genannten Ländern.

Mithilfe von geeigneten Fragebögen haben wir verschiedene psychosoziale Faktoren ermittelt, die auf Einstellungen und Verhaltensweisen der Kinder, das Essen betreffend, Einfluss nehmen. Als besonders bedeutsam hat sich das Diätverhalten der Eltern, in erster Linie der Mütter, herausgestellt.

Im Klartext bedeuten diese Zahlen, dass ungefähr jedes zweite Mädchen und jeder dritte Junge etwa im Alter von elf Jahren mit seiner Figur unzufrieden ist. Die Frage, woher das kommt, können wir nicht einfach beantworten. Sicher gibt es alle möglichen Einflussfaktoren und natürlich gehören auch die Medien dazu. An der prägenden Rolle der Eltern, vor allem der Mütter, besteht kein Zweifel. Wir finden den Anteil von mehr oder weniger Essgestörten in dieser Altersgruppe so gravierend, dass wir ein Problembewusstsein bei den Eltern in ihrer Vorbildfunktion auch für das Essen einfordern möchten. Wenn jemand eine Abmagerungskur nach der anderen durchführt oder nach dem Essen erbricht oder sonst etwas Ungesundes für seine schlanke Linie tut, dann ist das seine Sache, solange er ohne Kinder lebt, deren Essverhalten maßgeblich in der Familie geprägt wird.

Auch die Gruppe der Gleichaltrigen (Peer-Group) ist nicht ohne Einfluss auf das Figurbewusstsein jedes individuellen Kindes. Da spielt z.B. eine Rolle, was die »Coolen« in den Schulpausen essen.

Das mütterliche Pausenbrot ist längst »out«, also eher von negativem Wert für das Ansehen. Was es an einem Kiosk in der Schule oder in erreichbarer Nähe gibt, ist »in«. Zumindest in Bayern bestimmt weitgehend der jeweilige Hausmeister einer Schule, was den Kindern angeboten wird, z. B. eine Pizza oder Hotdogs oder Pommes mit Ketchup und Cola.

Ess-Störungen

Essgestörtes Verhalten ist, für sich genommen, keine Krankheit. Es ist nicht bekannt, wie viele auch junge Menschen so leben, ohne an einer Ess-Störung wie Magersucht oder Bulimie zu leiden, denn nicht jedes Mädchen, das seine Nahrung kontrolliert und schon ein Paar Pfunde abgenommen hat, ist magersüchtig und nicht jeder Jugendliche, der sich gelegentlich über die Maßen voll stopft, leidet an einer Bulimie (Stierhunger). Aber für einige bedeutet ein derartiges Verhalten den Beginn einer schwerwiegenden Ess-Störung.

Im medizinischen Sinn sind Ess-Störungen seelische Krankheiten. Wir unterscheiden im Wesentlichen drei Formen:

➜ die Magersucht (Anorexia nervosa),
➜ die Ess-Brech-Sucht (Bulimia nervosa oder Bulimie),
➜ die Ess-Sucht (Binge-Eating-Störung).

Diese drei Formen können in unterschiedlicher Häufigkeit ineinander übergehen. Von Ess-Störungen betroffen sind in erster Linie Mädchen und junge Frauen zwischen 12 und 25 Jahren, sehr selten, etwa im Verhältnis 1:20, erkranken auch Jungen. Die Häufigkeit der Magersucht wird im internationalen Schrifttum auf 0,5–1% der Frauen in dieser Altersgruppe, die der Bulimie auf 2–5% geschätzt.

Die einzelnen Merkmale, die für die Diagnose einer bestimmten Ess-Störung Voraussetzung sind, werden in den zwei international gebräuchlichen Klassifikationssystemen beschrieben: Das Klassifikationsschema der Weltgesundheitsorganisation »International Classification of Diseases« (ICD) umfasst alle Krankheiten, die es gibt. Gebräuchlich ist jetzt die zehnte Fassung (ICD-10). Das zweite Klassifikationssystem beschränkt sich auf psychische Störungen; das von der Amerikanischen Psychiatriegesellschaft erarbeitete »Diagnostic and Statistical Manual of Mental Disorders« (DSM) steht seit 1994 in der vierten Fassung (DSM-IV) zur Verfügung. In beiden Klassifikationssystemen sind die verschiedenen Ess-Störungen in vergleichbarer Weise definiert, mit einigen Unterschieden, die hier nicht näher erläutert werden sollen. Klassifikationssysteme sind naturgemäß starre Schemata, gegen die man Einwände vorbringen kann, sie sind aber unverzichtbar für eine Verständigung unter Fachleuten und für die Forschung.

Wir benützen am Münchner Therapie-Centrum für Ess-Störungen das System DSM-IV. Die einzelnen Diagnosekriterien für die wichtigsten Ess-Störungen stellen wir im Folgenden in etwas vereinfachter und verkürzter Form dar:

1. Magersucht (Anorexia nervosa):
A) Niedriges Körpergewicht (weniger als 85% des zu erwartenden Gewichts)
B) Große Angst vor Gewichtszunahme
C) Körperschemastörung
   – Übertriebener Einfluss des Gewichts auf die Selbstbewertung
   – Krankheitsverleugnung
D) Amenorrhö
Subtypen: restriktiver Typ
          Binge-purging-Typ

Die Diagnosekriterien für die Magersucht wurden im Laufe der letzten 20 Jahre in den verschiedenen Versionen immer wieder leicht modifiziert bzw. ergänzt. In der vierten Fassung des DSM von 1994 wurde unter anderem die Unterscheidung von zwei Typen (restriktiver Typ und Binge-purging-Typ) neu eingeführt. Diese Gegenüberstellung von zwei Typen von Kranken ist bedeutsam, nicht zuletzt, weil es den Diagnostiker veranlasst, nach gewichtsreduzierenden Maßnahmen über das reine Fasten hinaus zu fahnden.

Die Gewichtsabnahme durch Hungern und Bewegung alleine,

ohne Erbrechen oder Gebrauch von Medikamenten zum Abführen und zur Entwässerung entspricht der ursprünglichen klassischen reinen Magersucht. Diese restriktiven Typen sind oft in der Verweigerung der Nahrungsaufnahme am radikalsten und manchmal besonders hartnäckig in der Abwehr jeglicher therapeutischer Angebote.

Die Einführung des Binge-purging-Types trägt der Tatsache Rechnung, dass ungefähr 60% der restriktiv Magersüchtigen ihr reines Hungersystem nicht mehr aufrechterhalten können. Es kommt zunächst gelegentlich, dann öfters zu Heißhungeranfällen, in denen all das verschlungen wird, was die Kranken lange entbehrt haben, also zu bulimischem Verhalten. Medizinische Komplikationen sind bei den beiden Anorexie-Typen etwas unterschiedlich.

---

2. Bulimie (Bulimia nervosa):
A) Heißhungerattacken
B) Kompensatorische Maßnahmen zur Vermeidung einer Gewichtszunahme
C) Frequenz der Heißhungerattacken und der kompensatorischen Maßnahmen mindestens zweimal pro Woche über drei Monate
D) Ausgeprägte Abhängigkeit des Selbstwertgefühls von Körpergewicht und Figur
E) Störung tritt nicht ausschließlich bei einer Episode von Anorexia nervosa auf
Subtypen: Purging-Typ
　　　　　Non-purging-Typ

Als eigene Krankheit wurde die Bulimia nervosa erst Ende der 70er-Jahre beschrieben und danach auch in die Diagnoseschemata aufgenommen. Im Unterschied zur Anorexia nervosa mit bulimischen Verhaltensweisen (Binge-purging-Typ) ist das Gewicht nicht in den Diagnosekriterien enthalten. Patientinnen/Patienten mit Bulimie haben oft ein normales Gewicht. In der vierten Fassung des DSM wurde auch für die Bulimie eine Spezifizierung von zwei Typen neu eingeführt, nämlich der Purging-Typ, der alle als charakteristisch geltenden Verhaltensweisen aufweist, und ein anorektischer Typ (non-purging) mit Fasten und gesteigerter Bewegung zur Regulierung des Gewichtes nach den Essattacken.

Den Diagnosekriterien des DSM-IV entsprechend, müssen Heißhungeranfälle »im Durchschnitt über drei Monate mindestens
zweimal wöchentlich« auftreten. Diese Zeitangaben mögen recht
willkürlich erscheinen; weil aber zu viel Essen und anschließendes
selbst herbeigeführtes Erbrechen zur Vermeidung unerwünschter
Rundungen wohl nicht selten vorkommen und man dann zwar von
gestörtem Essverhalten, aber nicht von einer Ess-Störung sprechen
sollte, haben diese künstlich wirkenden Zeitangaben als Konvention
ihren Sinn. Die Zahl derer, die ein bulimisches Verhalten zeigen, ist
sicher weitaus größer als die Zahl derjenigen, die in ärztlichen oder
psychotherapeutischen Praxen zur Behandlung kommen. Dies gilt
nicht zuletzt für Männer, die sich offenbar besonders schwer tun,
sich wegen einer Ess-Störung behandeln zu lassen. Die Kombination mit einem Missbrauch oder einer Abhängigkeit von Substanzen
(Drogen, Alkohol) ist bei der Bulimia nervosa höher als bei der
Magersucht.

---

3. Atypische (nicht näher bezeichnete) Ess-Störungen

A) Alle Kriterien für Anorexia nervosa erfüllt außer Amenorrhö
B) Alle Kriterien für Anorexia nervosa erfüllt, aber Körpergewicht
   liegt im Normbereich
C) Alle Kriterien für Bulimia nervosa erfüllt, aber Heißhungerattacken und Kompensationsmaßnahmen seltener
D) Regelmäßige Anwendung einer Gewichtszunahme gegensteuern-
   der Maßnahmen durch eine normalgewichtige Person nach Ver-
   zehr kleiner Nahrungsmengen
E) Wiederholtes Kauen und Ausspucken großer Nahrungsmengen
F) Binge-Eating-Störung: wiederholte Episoden von »Essattacken«
   ohne einer Gewichtszunahme gegensteuernde Maßnahmen

Wie schon erwähnt, gibt es Patientinnen/Patienten, die ohne jeden
Zweifel an einer Ess-Störung leiden, die aber bei buchstabengetreu-
er Anwendung der Diagnosekriterien nicht in eine der definierten
Ess-Störungen einzuordnen sind. Nach unserer Erfahrung am TCE
beträgt der Anteil dieser diagnostischen Kategorie (NNB) weniger
als 20%.

4. Ess-Sucht (Binge-Eating-Disorder)

A) Wiederholte Episoden von Heißhungerattacken
B) Die Heißhungerattacken treten gemeinsam mit mindestens drei der folgenden Symptome auf:
   – Wesentlich schneller essen als normal
   – Essen bis zu einem unangenehmen Völlegefühl
   – Essen großer Nahrungsmengen ohne Hunger
   – Alleine essen aus Verlegenheit über die Menge
   – Ekelgefühle, Deprimiertheit oder große Schuldgefühle bezüglich des Essens
C) Es besteht deutliches Leiden bezüglich der Heißhungerattacken
D) Die Heißhungerattacken treten an mindestens zwei Tagen in der Woche für sechs Monate auf

Bei dieser Störung treten Heißhungeranfälle auf, ohne dass gewichtsregulierende Maßnahmen (Fasten, Erbrechen, Abführmittel, exzessive Bewegung o.Ä.) praktiziert werden. Die Folge ist eine mehr oder weniger stetige Gewichtszunahme. Ein Teil der adipösen jungen Menschen leidet an dieser Art von Ess-Störung. Im Übrigen ist Fettsucht (Adipositas) keine Ess-Störung im Sinne des von uns verwendeten Klassifikationssystems.

Angehörige, vor allem Väter, vertreten oft die Auffassung, das Verhalten ihrer anorektischen oder bulimischen Tochter sei nichts als ein Tick, eine Modeerscheinung unter Jugendlichen, die nichts entbehren, ein Auswuchs unseres Wohlstandes und Überflusses an Nahrung. Diese Auffassung ist nicht richtig.

Ess-Störungen hat es vereinzelt wohl immer gegeben, einige Magersüchtige haben als Hungerkünstler oder Fastenwunder eine gewisse Berühmtheit erlangt. Die erste ausführliche Beschreibung der Magersucht stammt von dem Engländer Richard Morton, der im Jahr 1691 die Krankengeschichte eines Mädchens, das an Magersucht verstarb, ausführlich beschrieben hat. Eine wissenschaftliche Beschreibung der Magersucht haben im Jahr 1873 unabhängig voneinander Sir William Gull in London und in Paris Ernest Charles Lasègue veröffentlicht. Die Bezeichnung »Anorexia nervosa« stammt vermutlich von Gull. Die Beschreibungen der beiden berühmten Ärzte enthalten bereits die wesentlichen diagnostischen

Kriterien, die heute in unseren Klassifikationssystemen zu finden sind. Aus Leserbriefen und Diskussionsbeiträgen in der medizinischen Literatur kann man schließen, dass die Anorexia nervosa Ende des 19. Jahrhunderts zumindest in London und Paris nicht gerade eine Seltenheit war. Die »Erstbeschreiber« der Anorexie, nämlich Morton, Gull und Lasègue, waren offenbar von den gleichen Verhaltensweisen der Magersüchtigen tief beeindruckt, die auch heute noch behandelnde Ärzte oder das Team einer Intensivstation zur Verzweiflung bringen: die Lebhaftigkeit und Beredsamkeit selbst im kachektischen (völlig ausgezehrten) Zustand und die Hartnäckigkeit, mit der alle therapeutischen Versuche zunichte gemacht werden.

Die Historie der Magersucht und der vielfältigen Behandlungskonzepte liest sich nicht wie eine Erfolgsgeschichte. Ende des 19. Jahrhunderts diskutierten die Ärzte über den Einfluss der Familie auf das Krankheitsgeschehen und haben vorgeschlagen, die Kranke vorübergehend in ein anderes Milieu zu bringen. Die irrtümliche Gleichsetzung der Anorexia nervosa mit der so genannten Simmonds-Kachexie hatte zur Folge, dass Magersüchtige – in Europa und Amerika – zwei bis drei Jahrzehnte lang mit Extrakten von Hypophyse, von Nebennieren, Schilddrüse oder Eierstöcken behandelt wurden. Die Liste der sonstigen therapeutischen Aktivitäten reicht von der Gabe von Vitaminen bis zu Elektrokrampftherapie und psychochirurgischen Eingriffen. Ab Mitte der 40er-Jahre des 20. Jahrhunderts dominiert die Psychoanalyse auch die Therapie der Magersucht. Behandlungsversuche mit modernen Psychopharmaka haben sich zumindest bei der Anorexie nicht bewährt.

Zwei Lehren kann man aus derartigen historischen Betrachtungen ziehen:

1. Ess-Störungen sind Krankheiten, die uns zumindest seit Ende des 19. Jahrhunderts gut bekannt sind.
2. Trotz unzähliger Versuche gibt es bis heute kein therapeutisches Prinzip, das einen Erfolg garantiert.

Übergewicht oder Untergewicht? Die Körpermasse

Ebenso wie definierte Diagnosemerkmale benötigen wir natürlich auch ein international akzeptiertes Mess-System, wenn es um die Begriffsbestimmung von Übergewicht oder Untergewicht oder Normalbereiche geht.

Lange Zeit wurde das Normalgewicht eines Menschen nach der Formel: Körperhöhe in cm minus 100 berechnet. Eine 1,72 m große Person hat demnach ein Normalgewicht von 72 kg. Dem Normalgewicht wurde das so genannte Idealgewicht gegenübergestellt; bei Frauen liegt das Idealgewicht (IBW – Ideal Body Weight) 15% unter dem Normalgewicht, bei Männern 10% darunter. Eine 1,72 m große Frau hat demnach ein Idealgewicht von 61,2 kg, ein ebenso großer Mann ein Idealgewicht von 64,8 kg.

In den letzten Jahren hat sich die Verwendung des so genannten Körper-Masse-Index (BMI – Body Mass Index) auch in Deutschland durchgesetzt. Der BMI berechnet sich nach folgender Formel: Gewicht (kg) : Körpergröße (m²). Als Normbereich gilt für Frauen ein BMI von 19 bis 24, für Männer ein BMI von 20 bis 25. Übergewicht im Sinne einer Adipositas liegt bei einem BMI von 30 und höher vor, Untergewicht bei einem BMI unterhalb von 19 bei Frauen bzw. unterhalb von 20 bei Männern. Die eingangs aus dem Gesundheitsbericht für Deutschland zitierten Prozentsätze für Übergewichtige bzw. Untergewichtige sind nach diesen BMI-Werten definiert.

Für die Diagnose einer Anorexia nervosa nach DSM-IV ist ein BMI von 17,5 oder weniger festgelegt.

Der BMI gilt für erwachsene Menschen etwa ab dem 18. Lebensjahr. Für Kinder und Jugendliche ab dem 10. Lebensjahr gibt es BMI-Perzentilenkurven für jedes Geschlecht und verwendbar für den Altersbereich 10 bis 25 Jahre, auf denen das tatsächliche Gewicht bezüglich Über- oder Untergewicht beurteilt werden kann.

Die Steuerung der Nahrungszufuhr

Es gibt viele Vorstellungen und Erkenntnisse über Einflüsse auf die Nahrungszufuhr, über Hunger und Sättigung, über den täglichen Energiebedarf, bezogen auf die Art der Betätigung. Wir haben fundierte, experimentell belegte Erkenntnisse über hormonelle (neuroendokrine) Mechanismen und die Rolle von Überträgerstoffen, den so genannten Neurotransmittern (z.B. Serotonin) im Gehirn für das Nahrungsverhalten. Wir wissen auch, in welcher Hirnregion wichtige Steuerungsmechanismen lokalisiert sind (im Hypothalamus), und es gibt sehr eindrucksvolle klinische Beobachtungen über das pathologische Ess- und Trinkverhalten von Menschen, bei denen diese Region z.B. durch Verletzungen beschädigt wurde. Die als Frage formulierte Feststellung, warum wir zu viel, zu fett, zu süß und zu salzig essen, ist mit diesen Erkenntnissen nicht zu beantworten. Das 1993 entdeckte Hormon Leptin hat bis jetzt wichtige Befunde, auch im Zusammenhang mit Magersucht und Bulimie, ergeben; die anfängliche Hoffnung auf ein einfaches Erklärungsmodell z.B. der Gewichtsregulierung oder von Übergewicht hat sich nicht erfüllt. In der in dem Buch von Pudel und Westenhöfer (1998) dargelegten so genannten »Set-Point-Theorie« könnte das Leptin als Messwertgeber funktionieren, wodurch die möglicherweise genetisch determinierte Körperfettmenge reguliert wird. Vielleicht ist es eines Tages möglich, durch die Bestimmung des Blutspiegels von Leptin (oder eines anderen Hormons) das »biologische Idealgewicht« eines Individuums zu bestimmen. Das wäre ein sehr großer Fortschritt in der Behandlung von Ess-Störungen, aber vorläufig sind wir nicht so weit.

Die Einflüsse auf die Regulierung unseres Essverhaltens sind also sehr komplex. Am wenigsten, so könnte man sagen, essen wir – in der modernen Industriegesellschaft – aus Hunger. Ebenso unterliegt krankhaftes Essverhalten, ob zu viel oder zu wenig, vielschichtigen Einflüssen. Das heißt, die Ursachen der Ess-Störungen entsprechen nicht einem einfachen Modell; wir sprechen von einer multifaktoriellen Genese. Hier sollen nicht die vielfältigen individuellen, familiären oder soziokulturellen Bedingungen erörtert werden, die zur Manifestation und Aufrechterhaltung von Ess-Störungen beitragen. Bei der Ursachendiskussion müssen wir die wichtigsten Ess-Störungen, nämlich Anorexia nervosa und Bulimia nervosa, getrennt betrachten. Die meisten Erkenntnisse gibt es über die Anorexia nervosa, gesammelt in den letzten 100 Jahren. Es gibt einige wissenschaftliche Arbeiten, die eine Zunahme der Anorexie in den letzten 50 Jahren nachweisen. Kritische Stimmen wenden ein, dass das verstärkte Interesse in den Medien und eine deutlich verbesserte medizinische Versorgung eine Zunahme der Häufigkeit vortäuschen. Möglicherweise hat es verschiedene Zeiten gegeben, in denen soziokulturelle Bedingungen das Auftreten von Anorexie begünstigt haben. Eine derartige Periode könnte in den 70er- und 80er-Jahren des 19. Jahrhunderts zumindest in Paris und in London bestanden haben. Die Anzahl der Erörterungen in medizinischen Journalen dieser Zeit lassen dies annehmen. Auch einige Gemälde aus dieser Zeit, zumindest, soweit sie dem Symbolismus zugerechnet werden, dokumentieren ein weibliches Schönheitsideal, das den heutigen Models durchaus ähnlich ist.

Trotz sich dramatisch ändernder soziokultureller Einflüsse bleibt die Anorexia nervosa eine seltene Krankheit. Wir nehmen an, dass bei der Magersucht eine genetische Disposition mitspielt. Studien zum Auftreten dieser Krankheit bei eineiigen Zwillingen und in Familien legen dies besonders für die restriktive Form der Anorexie nahe. Eine genetische Disposition, wie sie auch in der oben erwähnten Set-Point-Theorie zur Körperfettmasse angesprochen ist, könnte plausibel erklären, warum in einzelnen Familien zwar unterschiedliche psychische Auffälligkeiten, etwa unter Geschwistern, vermehrt auftreten, aber nur bei einem Geschwister eine Magersucht. Eine genetische Disposition könnte auch die klinische Erfahrung gut erklären, warum Magersüchtige, die ihre Krankheit erfolgreich überwunden haben, auch noch nach Jahren während einer aktuellen Krise in die alten Verhaltensmuster der Nahrungsverweigerung zurückfallen können. Diese Tendenz zu einem situationsabhängigen Rückfall erinnert sehr an Menschen, die starkes Rauchen oder übermäßiges Trinken überwunden haben. Die potenzielle Gefährdung für einen Rückfall bleibt vermutlich lebenslang und es ist eine bewusste Handlung, auch in einer Krise nicht wieder zu Nikotin oder Alkohol zu greifen. Auch bei diesen Süchten muss eine genetische Disposition zu derartigem unvernünftigem Verhalten unterstellt werden. Weder bei der Nikotinsucht noch beim Alkohol, aber auch nicht bei der Anorexia nervosa kann das Postulat einer genetischen Disposition, einer erhöhten Vulnerabilität als Entschuldigung dafür gelten, eine eigenverantwortliche Lebensführung gar nicht erst zu versuchen.

Aussagen von Betroffenen

Es ist ein wichtiges Prinzip unseres Behandlungskonzeptes, unsere Patientinnen und Patienten zu ermutigen, die Verantwortung für ihre Krankheit und ihre Überwindung selbst zu übernehmen. Dazu ist es notwendig, sich an die Anfänge zu erinnern, dem Weg in die Krankheit nachzuspüren, sich die eigenen Verhaltensweisen vor Augen zu führen. Schriftliche Aufzeichnungen sind eine sehr gute Möglichkeit, Rückbesinnungen und Selbstanalysen Ausdruck zu verleihen:

> »Alles war so hoffnungslos und ausweglos. Der einzige Triumph, den ich hatte, war mein Hungern. Es war die Macht, die Gewalt, die Beherrschung über meinen Körper. Es machte mir richtig Spaß, mich zu quälen, meinen Körper zu spüren, das Brennen, die Leere im Inneren, den Hunger. Alle machten sich Sorgen um mich, sogar mein Stiefvater. Das genoss ich sehr. Er versuchte, mich zum Essen zu zwingen, und das war meine tiefe Genugtuung, weil niemand, aber auch niemand mich dazu zwingen konnte, etwas zu essen, was ich nicht wollte. Ich allein bestimmte über meinen Körper, ich machte alle anderen hilflos. Es war das erste Mal in meinem Leben, dass ich stark war, und das genoss ich unendlich.«

> »Ich bemerkte, dass meine Eltern fast umkamen vor Sorgen um mich, und das gab mir ein gutes Gefühl. Das Verhältnis zu meinem Vater wurde erstmals etwas besser. Ich bemerkte an seiner Angst und Sorge um mich, dass er mich doch wohl ein bisschen gern haben musste. Bis dahin hatte ich immer das Gefühl, dass nur mein Bruder allein zählte, nicht aber ich. Aber diese Sorge und diese Angst, die ich erst-

mals bei meinen Eltern spürte, ihr Interesse an meiner Existenz, brachten mich dazu, immer weiter und immer fanatischer zu hungern. Es war ein so unendlich gutes Gefühl, endlich wahrgenommen zu werden. Ich gönnte mir nichts. Ich ging radikal mit mir um, jeden Tag weniger Kalorien und jeden Tag mehr Kalorienverbrauch durch exzessiven Sport. Ich joggte, ich schwamm eine Bahn nach der anderen, täglich mehr. Auch wenn mir schon schwarz vor Augen war, ich kämpfte weiter. Ich wollte meinen Körper bis an die letzte Grenze bringen.«

»Ich nahm im Jugendalter, so in der Zeit ab meinem 15. Lebensjahr, einige Kilo zu. Davor hatte ich immer eine knabenhafte, sehr dünne Figur. Meine Eltern machten mich bald darauf aufmerksam, denn auch für sie war eine perfekte, dünne Figur das Ein und Alles. Sie zeigten mir, dass ihnen meine fülligen Oberschenkel missfielen. Ich begann mit Diäten und Sport und nahm ziemlich schnell ab, vor allem, weil ich mir alles verbot, was dick machen konnte, sämtliche Süßigkeiten, alle fettigen Speisen. Ich genoss es, wie alle immer größere Augen bekamen und eines Tages erklärten, jetzt sei es genug, jetzt solle ich aufhören zu hungern, jetzt hätte ich meine Traumfigur erreicht. Aber ich dachte gar nicht daran. Ich wollte es allen beweisen. Ich wollte ihnen zeigen, dass ich etwas kann, was sie alle gern können würden, es aber niemals schafften. Ich konnte ohne Essen leben. Ich reduzierte die Kalorien immer weiter und trieb immer heftiger Sport. Ich fühlte mich mächtig, gleichzeitig spürte ich die wachsende Ohnmacht in der Familie. Sie versuchten, mir mehr Nahrung aufzudrängen, kontrollierten mich in Bezug auf Essen und Sporttreiben, wo ich ging und stand, und trotzdem gelang es mir, sie zu täuschen. Schließlich entzog ich mich ihnen immer mehr, verbrachte die meiste Zeit, wenn ich überhaupt zu Hause war, in meinem Zimmer, nahm keine Mahlzeiten mehr mit meiner Familie ein und war stolz auf meine Hungerleistung.«

»Ich denke, ich bin in diese furchtbare Magersucht geraten, weil ich nicht erwachsen werden wollte. Ich wollte schon immer jünger sein, als ich bin. Ich wollte die Kleine, Süße, Hilflose in der Familie bleiben, die man beschützen muss und zu der man nett sein muss, der man niemals wehtun darf. Das gelang mir auch über viele Jahre, bis mein jüngerer Bruder geboren wurde. Plötzlich stand er im Mittelpunkt und ich musste abtreten. Eines Tages begriff ich, dass ich meinen Körper und mein Erwachsenwerden manipulieren konnte, und zwar durch Hungern und Sporttreiben. Meine Brüste, die sich schon entwickelt hatten, entwickelten sich wieder zurück. Meine Periode blieb aus. Vor ihr hatte ich mich ohnehin nur geekelt, weil sie das greifbare Zeichen dafür war, dass ich nun kein kleines Mädchen mehr war. Ich teilte die Nahrungsmittel in erlaubte und verbotene ein. Schließlich war nichts mehr erlaubt außer Gurken und grünen Äpfeln sowie Mineralwasser. Um meinen Hunger zu bewältigen, aß ich lange Zeit Kaugummi, aber auch das verbot ich mir eines Tages aus Sorge, ich könnte nicht rasant genug abnehmen.«

»Als ich in die Pubertät kam, hasste ich am meisten meine Brüste, die sich so nach und nach entwickelten. Ich hatte Angst vor einer weiblichen Figur und wollte sie unbedingt verstecken. Ich weigerte mich, einen BH zu tragen, und zog meine alten Unterhemden an, die ich so fest in die Unterhose steckte, dass ich flach wie ein Brett war. Kalorienzählen wurde zu meinem Lebensinhalt. Es machte mir wahnsinnigen Spaß und ich war stolz, dass ich so diszipliniert war und alles gut im Griff hatte. Ich dachte mir, dann würde ich so bleiben, wie ich bin, doch das war nicht so. Ich nahm immer mehr ab, nicht so, dass ich es richtig mitbekam, denn ich wog mich nur selten. Aber dann verlor ich absolut die Kontrolle über mich selber. Es war, als würde ich das gar nicht tun, sondern jemand anderes in mir zwang mich, nicht aufzuhören, jeden Tag weniger Kalorien zu mir zu nehmen und jeden Tag mehr zu trainieren. Auch als ich das längst nicht mehr wollte. Als ich sogar Angst hatte, weiter abzunehmen, zwang mich irgendetwas in mir, es dennoch zu tun.«

»Mit sechs Jahren begann ich mit Judo. Ich trainierte immer intensiver, schließlich auf Leistungssportbasis. Da Judo eine Gewichtsklassifikationssportart ist, ging es viel um Wiegen und Abnehmen. Da mein Vater mein Gewicht kontrollierte und sehr streng, teilweise mit Liebesentzug und Schlägen, auf meine Gewichtszunahme reagierte, log ich von Anfang an. Nie hat ein Mensch mein richtiges Gewicht erfahren. Ich habe immer mehr abnehmen müssen, als ich zugab. Anfangs nahm ich durch radikales Hungern ab. Mit zehn Jahren begann ich,

›auf Wasser zu machen‹, d.h. Gewicht durch wenig Trinken, Sauna, viel Kleidung beim Sport, Schwitzen in der Nacht zu reduzieren, neben radikalen Hungerkuren. War ein Turnier vorbei, habe ich gefressen, was ich nur in die Finger bekommen konnte, und danach meist mehr als davor gewogen. Ab meinem zwölften Lebensjahr habe ich mich mehrmals täglich gewogen, meine Stimmung wurde ausschließlich von der Waage beherrscht. Alle Probleme, die ich hatte, schob ich auf meine Figur und sagte mir immer, wenn ich erst so dünn bin, dann bin ich glücklich, dann habe ich keine Probleme, viele Freunde und bin selbstbewusst. Im Judo wurde ich immer besser. Ich reiste mit dem Nationalkader um die Welt. Mit 13 Jahren wurde ich zum ersten Mal deutsche Meisterin. Diesen Titel wollte ich auf jeden Fall verteidigen. Als ich 14 war, erbrach ich zum ersten Mal. Bis zur deutschen Meisterschaft beherrschte ich das Erbrechen perfekt und wusste genau, welches Gewicht ich zu erreichen hatte. Das große Ereignis, die Jugendolympiade in England im Sommer 1995, stand bevor. Ich hatte jahrelang darauf hingearbeitet. Entsprechend hart wurde ich trainiert, aber ich wog statt 44 kg 52 kg. Das bedeutete, ich musste in zwei Wochen 8 kg abnehmen. Verständlicherweise konnte das nicht gut gehen. Ich schied im ersten Kampf aus. Das große Loch danach stopfte ich mit Essen. Nach zwei Wochen wog ich 54 kg. Dann entdeckte mein Vater Töpfe in meinem Zimmer, in welche ich erbrochen hatte. Ich versprach, es nie wieder zu tun, und wurde Meisterin im Schnellkotzen. Seitdem fing ich an, extra für Essanfälle einzukaufen, meine Eltern zu bestehlen, den Kühlschrank zu plündern, und ich log, was das Zeug hielt. Ich kann mich an keinen Tag ohne mehrmaliges Erbrechen erinnern. Oft erbrach ich auf öffentlichen Toiletten. Auch kannte ich schnell das Lebensmittelangebot in den umliegenden Tankstellen, wohin ich an Sonn- und Feiertagen radelte. Während der Woche verliefen die Tage ziemlich gleichförmig. Nach der Schule, in der ich nur noch so vor mich hindämmerte, ging ich in Billigsupermärkte und kaufte Massen ein, die ich dann, nach normalen Mahlzeiten zu Hause, heimlich in meinem Zimmer verschlang.«

Medizinische Komplikationen bei Ess-Störungen

Medizinische Komplikationen sind bei Ess-Störungen, wenn auch in unterschiedlichem Schweregrad, sehr häufig. Es ist Aufgabe des Arztes, Krankheitszeichen und Befunde zu erkennen, richtig einzuordnen und zu gewichten. In der täglichen Praxis ist diese Aufgabe deshalb besonders schwierig, weil die Betroffenen ihren körperlichen Zustand negieren, Beschwerden verheimlichen oder allenfalls bagatellisieren. Wenn nötig, werden sie auch nicht zögern, den Arzt bewusst zu täuschen. Die Diskrepanz zwischen hochgradigem körperlichen Mangelzustand einerseits und Wachheit, Eloquenz, Cleverness und Willensstärke andererseits war schon für Richard Morton, der als Erstbeschreiber der Anorexie gilt, vor über 300 Jahren ein Problem und die Verwunderung über dieses Phänomen ist bis heute geblieben. Dazu kommt, dass keine Patientin und kein Patient mit einer Ess-Störung sich darüber bewusst ist, dass durch diese Krankheiten körperliche Störungen und irreparable Schäden auftreten können. Der Gedanke an Lebensgefahr oder sogar Tod erscheint ihnen absurd, nicht zuletzt deshalb, weil sie davon überzeugt sind, ihr gestörtes Essverhalten jederzeit aufgeben zu können.

Art und Ausmaß von organischen Komplikationen werden davon beeinflusst, ob eine Patientin oder ein Patient an einer Anorexia nervosa vom restriktiven Typ leidet, ob bulimische Phasen hinzukommen oder ob eine reine Bulimia nervosa besteht. Hinzu kommen ein Missbrauch von Abführmitteln oder harntreibenden Substanzen, Alkoholmissbrauch oder eine abnorm gesteigerte Muskeltätigkeit.

Bei allen Patientinnen mit Anorexia nervosa besteht eine Amenorrhö, d. h. ein Aussetzen der Monatsblutungen. Beginnt die Magersucht vor der Pubertät, so kommt es nicht zu einer Menarche.

Das Symptom der Amenorrhö ist in verschiedener Hinsicht von Bedeutung. Gerade dieses Krankheitszeichen gibt die Chance, eine Anorexie frühzeitig zu diagnostizieren. Entscheidend ist, dass der Arzt – Hausarzt, Internist oder Gynäkologe – diese Diagnose überhaupt in Erwägung zieht. Gezieltes Befragen nach Essgewohnheiten, nach körperlichen Aktivitäten und vor allen Dingen Wiegen des Patienten ohne Kleidung bringen genügend Hinweise, um eine Anorexie ausschließen zu können oder den Verdacht darauf zu bestärken. Amenorrhö ist einer der häufigsten Gründe, warum magersüchtige Mädchen erstmals zur ärztlichen Untersuchung kommen, vielleicht, weil die in diesem Punkt besonders wachsamen Mütter das Ausbleiben der Menstruation viel eher wahrnehmen als das anorektische Verhalten ihrer Töchter. Mehr als die Hälfte aller Patientinnen mit sekundärer Amenorrhö in dieser Altersstufe leidet an einer Anorexie. Bulimische Patientinnen haben sehr häufig eine sehr unregelmäßige oder auch fehlende Menstruation.

Häufige, aber nicht obligate Krankheitszeichen bei Magersucht sind ferner: verlangsamter Herzschlag, zu niedriger Blutdruck, Untertemperatur und Hauttrockenheit. Man kann diese Symptome zum großen Teil als Ausdruck eines reduzierten Stoffwechsels, als Hypometabolismus deuten. Im gleichen Sinn muss eine Erniedrigung des Schilddrüsenhormons im Blut gewertet werden, der häufige Befund eines erniedrigten Hormonspiegels im Blutserum bei Magersüchtigen drückt also eine sinnvolle Anpassung des Organismus an die reduzierte Nahrungszufuhr aus. Daraus ergibt sich aber auch, dass die leider nicht selten vorgenommene Verordnung von Schilddrüsenhormonen nicht nur unnötig und sinnlos ist, sondern auch gefährlich werden kann.

Auf Verlangsamung des Herzschlages und Erniedrigung des Blutdruckes muss nochmals eingegangen werden. Die Verlangsamung der Herzfrequenz auf weniger als 60/Minute ist keineswegs ungewöhnlich. Und nicht selten findet sich eine Pulsrate von weniger als 40, in Extremfällen von weniger als 30/Minute. Eine derartige Verlangsamung des Pulses, die vor allem während der Nacht registriert werden kann, ist bedrohlich und erfordert ohne jede Diskussion die Überwachung des Betroffenen auf einer medizinischen Intensivstation.

Häufige Symptome aus dem Bereich des Magen-Darm-Traktes sind Verstopfung, Blähungen und Völlegefühl nach Nahrungsaufnahme. Klagen über Verstopfung können beim Arzt auch in der Absicht vorgebracht werden, Abführmittel verschrieben zu bekommen. Bei Magersüchtigen mit bulimischen Attacken und besonders bei Patienten mit Bulimie kann es durch das Verschlingen sehr großer Nahrungsmengen zu einer Magenerweiterung kommen. Zu den bei Bulimie nicht selten beobachteten Störungen gehören Schwellungen der Speicheldrüsen, besonders der Ohrspeicheldrüse, Reizungen der Bauchspeicheldrüse und Erkrankungen der Zähne wie Karies oder Erosionen des Zahnschmelzes.

Häufiges Erbrechen bringt – neben dem fortgesetzten Flüssigkeitsverlust – eine sehr wichtige Komplikation mit sich, nämlich einen Verlust an lebensnotwendigen Salzen, den Elektrolyten. Am wichtigsten ist der Verlust an Kalium, das eine wichtige Rolle für die Funktion von Herz, Niere und Muskulatur spielt. Nierenversagen kann die Folge sein.

In letzter Zeit ist die Gefahr einer Osteoporose und damit von Knochenbrüchen im Gefolge von Ess-Störungen vermehrt beachtet worden. Über diätetische Maßnahmen hinaus ist deshalb die prophylaktische Gabe von Sexualhormonen diskutiert worden, jedoch gibt es darüber noch keine abschließende Meinung. Bei frühzeitigem Beginn einer Magersucht vor der Pubertät muss mit einem verzögerten und unvollständigen Knochenwachstum gerechnet werden.

In der folgenden Liste sind die wichtigsten medizinischen Begleiterscheinungen und Komplikationen von Ess-Störungen aufgeführt.

Mund- und Gesichtsbereich:	z.B. Drüsenschwellungen, besonders Ohrspeicheldrüse; Zahnkaries
Herz-Kreislauf-Störungen:	z.B. verlangsamter Herzschlag, niedriger Blutdruck, Herzrhythmusstörungen
Magen-Darm-Bereich:	z.B. Speiseröhrenentzündung, Magenerweiterung und Entleerungsstörungen, Reizung der Bauchspeicheldrüse
Stoffwechsel-störungen:	z.B. Verminderung der Mineralsalze (Elektrolyte), Verminderung des Blutzuckers

Hormon-störungen:	z.B. Amenorrhö, Schilddrüsenunterfunktion, Osteoporose, verzögerte Pubertät und Wachstumshemmung
Hautver-änderungen:	z.B. trockene Haut, Haarausfall, gelbliche Hautfarbe
Nerven-system:	z.B. Konzentrationsstörungen, Verlangsamung, Depressionen, Erweiterung der Hirnwindungsfurchen und Hirnkammern, Nervenlähmungen
Niere:	z.B. Nierenschädigung durch Kaliummangel

Organische Komplikationen bei Magersucht und Bulimie bringen eine Gefährdung der Betroffenen auf mehreren Ebenen mit sich. Wird die zugrunde liegende Ess-Störung nicht erkannt oder unterschätzt, so können krankhafte Organ- und Laborbefunde zu einer Fehldiagnose und, daraus resultierend, zu einer falschen Behandlung führen. Die Gefahr einer Fehldiagnose ist umso größer, je gravierender die Organbefunde sind. Nach eigenen Erfahrungen und Literaturberichten haben wir den Eindruck, dass dabei männliche Patienten besonders gefährdet sind. Zu Fehleinschätzungen trägt bei, dass manche krankhaften Befunde nicht ohne weiteres mit einer Ess-Störung in Verbindung gebracht werden können, wie z.B. abnorme Leberfunktionstests oder die in ihrer Ursache noch nicht geklärte Erweiterung von inneren und äußeren Flüssigkeitsräumen im Gehirn bei Magersucht und Bulimie. Der wesentlichste Grund dafür dürfte aber darin liegen, dass die Interpretation pathologischer Labor- und Organbefunde in Richtung auf eine primär körperliche Krankheit der Abwehr oder Verleugnung einer psychischen Erkrankung durch die Betroffenen und deren Eltern sehr entgegenkommt. Aber auch im ärztlichen Denken ist nicht selten eine Rangordnung anzutreffen, nach der körperliche Erkrankungen in jedem Fall den Vorrang vor »psychischen« Störungen haben. Die Devise »man muss etwas Organisches ausschließen, um dem Kranken nicht Unrecht zu tun«, ist weit verbreitet. Für primär psychisch Kranke folgen aus einer derartigen Einstellung oft unnötige oder gefährliche diagnostische oder therapeutische Maßnahmen, wie

z.B. die erwähnte Gabe von Schilddrüsenhormonen. Aber nicht
nur das Erkennen organischer Komplikationen ist wichtig, sondern
ebenso die Wertung pathologischer Befunde in Bezug auf eine
mögliche Lebensbedrohung. Für einen mit Magersucht nicht vertrauten Arzt ist es kaum zu begreifen, dass ein junges Mädchen mit
einem Gewicht von 40 bis 50% unter Idealgewicht, einem systoli-
schen Blutdruck unter 80 mmHg, einer Herzfrequenz von 30 bis 40
pro Minute und einem Kaliumspiegel unter 2,0 mVal noch in der
Lage ist, lebhaft und sehr beredtsam gegen die Notwendigkeit einer
stationären Aufnahme zu argumentieren. Es besteht, wie gesagt,
kein Zweifel, dass bei derartigen Befunden eine intensivmedizini-
sche Überwachung unbedingt notwendig ist. Sorgfältig bedacht
werden müssen aber die einzelnen therapeutischen Maßnahmen.
Ebenso wichtig wie das Ausmaß der Abmagerung, also die quanti-
tative Gewichtsreduktion, ist nämlich der Zeitraum, in dem der
Gewichtsverlust eingetreten ist. Über die Dynamik pathologischer
Vorgänge und ihre Bedeutung für die Organfunktionen ist wenig
bekannt. Es ist immer wieder erstaunlich zu sehen, wie lange und
in welchem Ausmaß Körperfunktionen aufrechterhalten werden,
wenn der pathologische Vorgang, also in unserem Fall die Gewichtsreduktion, nur langsam genug verläuft. Ein Kaliumspiegel
von 2,0 mVal kann tödlich sein, wenn der Abfall rasch erfolgt, und
er kann lange ohne Störung toleriert werden, wenn der ursächliche
Mechanismus sich über lange Zeit eingestellt hat.

Eine wichtige Konsequenz aus diesen Überlegungen ist, dass der
Ausgleich pathologischer Stoffwechselparameter und auch die Zufuhr von Kalorien selbst im Stadium hochgradiger Abmagerung
langsam, behutsam und kontrolliert vorgenommen werden muss.
Eine Lebensbedrohung bei Anorexia nervosa kann nämlich auch
dann entstehen, wenn eine rasche Normalisierung eines scheinbar
akut bedrohlichen Zustandes erzwungen wird.

Warum treten Ess-Störungen auf?

Bis jetzt ist keine eigentliche Ursache der Ess-Störungen bekannt. Wir nehmen ein mehrdimensionales Entstehungsmodell an, das biologische, individuelle, familiäre und soziokulturelle Faktoren beinhaltet. Wenden wir uns zunächst den familiären Einflüssen zu.

Familie und Ess-Störungen

Schon Ende des 19. Jahrhunderts haben Gull, Lasègue und Charcot auf mögliche Zusammenhänge zwischen familiären Bedingungen der Entstehung und Aufrechterhaltung der Anorexia nervosa hingewiesen. Uns sind in den vergangenen Jahren viele Familien mit einer magersüchtigen oder bulimischen Tochter oder einem magersüchtigen oder bulimischen Sohn begegnet. Manche lernten wir nur flüchtig oder indirekt über unsere PatientInnen kennen, mit anderen war der Kontakt im Verlauf einer langen therapeutischen Zusammenarbeit intensiv. Nicht selten waren wir überrascht, wie viele Ähnlichkeiten diese Familien mit uns vertrauten, bekannten Familien haben – Familien, die weder eine essgestörte Tochter noch einen so genannten Symptomträger anderer psychischer Erkrankungen haben, sondern ganz einfach durchschnittliche Mittelstandsfamilien sind; Familien, die sehr auf gesellschaftliche Normen und Konventionen achten, die Wert auf Ordnung, Pflichterfüllung, Anstand, Leistung und Bildung legen; die bestrebt sind, nicht aufzufallen und keinen Anlass zu Kritik zu geben; Familien, in denen die Rollenverteilung der Tradition entspricht: Der Vater ist der Ernährer, die Mutter übernimmt Haushaltsführung, Kindererziehung und Kontaktpflege mit der Verwandtschaft.

Wir setzen uns mit diesen Familien auseinander, nicht, um in den Eltern, sei es der Vater oder die Mutter, einen Schuldigen für die Krankheit zu suchen, sondern um Anhaltspunkte, Wegzeichen für unsere therapeutische Arbeit zu gewinnen. Die Frage der Schuld stellt sich spätestens dann nicht mehr, wenn deutlich wird, dass die Eltern ihrerseits Opfer komplexer Beziehungsstrukturen sind, an denen wiederum deren Herkunftsfamilien beteiligt waren. Eine Patientin sagt dazu: »Ich bin der Überzeugung, dass sich die Magersucht in meiner Familie von Generation zu Generation fortentwickelt hat und bei mir dann schließlich zum Ausbruch gekommen ist.«

Es war Minuchin (1983), der auf die Notwendigkeit einer klaren hierarchischen Organisation mit eindeutigen, jedoch nicht undurchlässigen Generationsgrenzen in einer funktionalen Familie hingewiesen hat. In dysfunktionalen Familien lässt sich häufig eine Verwischung der Generationsgrenzen und der hierarchischen Ordnung feststellen, so auch in Familien, in denen ein Mitglied an Magersucht erkrankt ist.

Zwar ist der Vater nach außen das scheinbare Familienoberhaupt, dem die Mutter sich unterordnet, dennoch sind häufig nicht die Eltern tonangebend und richtungsweisend, sondern die Großeltern, egal, ob väterlicher- oder mütterlicherseits. Viele Eltern sind immer noch von den eigenen Eltern, den Großeltern abhängig. Sie geben ihnen Rechenschaft über ihr Verhalten, ihre Leistungen, gutes Funktionieren und rechtfertigen sich bei Versagen. Sie kämpfen um Anerkennung und Liebe und hoffen noch immer darauf, dies endlich zu bekommen, und sei es nun auf dem Weg des Wohlverhaltens und der guten Leistungen ihrer Kinder. Es gibt Familien, die sich auch dann noch nach den Vorschriften der Großeltern richten, wenn diese längst gestorben sind.

Ebenso wenig, wie die hierarchische Ordnung zwischen der Herkunftsfamilie der Eltern und ihrer eigenen Familie gewahrt ist, trifft dies auf das eheliche Subsystem und das der Kinder zu. Auch hier kommt es zu Durchlässigkeiten und Grenzüberschreitungen in beiden Richtungen, die nicht dem Wohl der Familie zuträglich sind. Die Ehen der Eltern sind meistens alles andere als positiv, was Verstehen, Austausch, gegenseitige Förderung und Konfliktbewältigung angeht. Vielmehr sind die Ehen der meisten Eltern zu Zweckgemeinschaften entartet, die, um den Schein zu wahren und den Kindern zuliebe, nicht aufgegeben und letztlich aus Angst vor Veränderung, Angst, versagt zu haben, und Angst, nicht alleine leben zu können, aufrechterhalten werden. Einigen Eltern gelingt es zwar, den Schein so perfekt zu wahren, dass sie selbst lange Zeit daran glauben, glücklich verheiratet zu sein, bei anderen aber sind Spannungen, Resignation, Enttäuschung und manchmal auch Bitterkeit so stark, dass sie nicht mehr überspielt werden können und das Familienklima beherrschen. Mit der Unzufriedenheit in der Ehe wächst die Durchlässigkeit der Grenzen. Die Kinder können in die elterliche Gemeinschaft eindringen, Koalitionen werden mit der Mutter, dem Vater oder beiden Elternteilen geschlossen, dies langfristig oder auch nur kurzfristig und rasch wechselnd. Verschwörungen der Kinder mit der Mutter gegen den Vater kommen ebenso vor wie mit dem Vater gegen die Mutter. Oder das Kind steht zwischen beiden, hin- und hergerissen in dem Konflikt, es allen recht zu machen. Besonders anfällig für derartige Bündnisse scheinen die später Magersüchtigen zu sein. Offenbar werden sie häufiger dazu missbraucht als ihre Geschwister und sie lassen es entsprechend leichter geschehen. Verstrickt in dem Beziehungsdschungel fungieren sie in einer Ehe zu dritt als Vermittlerin, sie entwickeln sich zur Ersatzfrau für den enttäuschten Vater oder aber zur besten Freundin und Vertrauten der Mutter.

Ebenso wie das Eltern-Subsystem ist das Geschwister-Subsystem als dysfunktional zu bezeichnen. Die meisten Kinder in diesen Familien haben untereinander nicht die Chance gemeinsamen Lernens, sich Auseinandersetzens, sich Messens und Durchsetzens. Sie erleben keine Gemeinschaft im Sinn von Solidarität, Kameradschaft, Freundschaft oder auch Gegnerschaft gegen die Eltern. Gefühle wie Eifersucht, Neid und Rivalität herrschen vor. Die Geschwister in diesen Familien bleiben sich häufig fremd und kennen sich eigentlich nicht.

Neben einer Vielzahl von Beziehungsstörungen in diesen Familien ist die Balance zwischen Nähe und Distanz nicht gelungen. Am häufigsten begegnen uns Familien, in denen ein hohes Ideal ist, eins zu sein. Es gibt keine Grenzen zwischen den einzelnen Familienmitgliedern, sodass sich Begriffe wie »Fusion«, »Verstrickung« und »Familienmasse« aufdrängen. Intimsphären werden geleugnet und Individualität ist verpönt. Dazu gehört auch, dass Badezimmertüren häufig nicht abgeschlossen werden können, dass Tagebücher oder Briefe eines anderen gelesen werden. Dazu gehört auch die felsenfeste Überzeugung zu wissen, was der andere fühlt, denkt und meint und wie er sich entscheiden wird. Eine andere Meinung zu haben verstößt gegen den Sittenkodex der Familie, ebenso, wer sich von der Familie trennt, und sei es nur, um sich in das eigene Zimmer zurückzuziehen, oder wer – noch schlimmer – sich an einen Menschen außerhalb der Familie bindet. Derartige Gebote und Verbote sind atmosphärisch unterschwellig ständig präsent, aber sie werden nicht klar ausgesprochen – dann könnte man sich wenigstens dagegen auflehnen.

Natürlich wird akzeptiert, dass Freunde wichtig seien, aber wenn man mit Freunden etwas unternimmt und die Mutter allein lässt, bekommt sie Migräne. Oder es wird als selbstverständlich unterstrichen, dass die Tochter nach dem Abitur von zu Hause auszieht, aber es wird gleichzeitig signalisiert, dass die Familie durch daraus entstehende Mehrkosten wahrscheinlich finanziell ruiniert oder aber die Ehe der Eltern zerbrechen werde. Konsequenterweise wird die Magersüchtige, die immer alles getan oder nicht getan hat, um die Eltern nicht zu enttäuschen oder ihnen nicht wehzutun, weder den vorhergesagten finanziellen noch den ehelichen Bankrott zulassen.

Bei der gestörten Balance zwischen Nähe und Distanz in diesen Familien gibt es auch die Form der zu großen Distanz untereinander bis hin zur Kluft. Familienmitglieder leben wie zufällig miteinander unter einem Dach, haben sich aber kaum etwas zu sagen. Meist ist es die Magersüchtige, die sich nach mehr Nähe und Zuwendung sehnt, sich dafür abrackert, z.B. von der Mutter oder dem Vater wahrgenommen zu werden, aber in aller Regel niemals befriedigt wird.

Das Familienklima

Das Wertsystem des Mittelstandes hat einen wesentlichen Einfluss auf diese Familien. Materielles spielt eine große Rolle und Geld besitzt einen hohen Stellenwert. Viele Väter haben sich hochgearbeitet, sie arbeiten von morgens bis abends, nicht zuletzt deshalb, weil sie ihrer Familie das bieten wollen, was einer Mittelstandsfamilie an Wohlstand gebührt. Geld ist der sichtbare Gradmesser ihrer Leistung, der etwa in Form eines Hauses der Umwelt präsentiert werden kann. Materieller Wohlstand ermöglicht aber auch eine anspruchsvolle Ausbildung der Kinder und die Förderung ihrer kreativen und sportlichen Aktivitäten. Über Geld wird häufig gesprochen, den Kindern ist ihre finanzielle Abhängigkeit bewusst, denn sie werden zur Dankbarkeit erzogen für all das, was ihnen geboten wird. Sie wissen sehr wohl, weil sie es zu oft hören mussten, wie viel es ihnen heute besser geht als ihren Eltern in deren Kindheit und Jugend. Geld wird im Alltagsleben genutzt, um die Abhängigkeit von den Eltern immer wieder neu zu demonstrieren. So erhalten erstaunlich viele Kinder in diesen Familien kein Taschengeld, sondern müssen für jede kleine Ausgabe im Alltag bitten; oder Studenten beziehen ihren Monatswechsel nicht über die Bank, sondern holen ihn zu Hause ab. Die geringen Kosten, die für das alltägliche Leben anfallen, stehen in krassem Gegensatz zu den hohen Ausgaben für Statussymbole, Ausbildung, Bildung und Sport. Fast alle Kinder besitzen ein Musikinstrument wie Klavier, Geige oder Cello und erhalten den dafür notwendigen Unterricht. Neben Ballett sind sportliche Aktivitäten wie Skilaufen, Segeln, Surfen, Reiten, Tennis oder Golfspielen an der Tagesordnung. Es werden keine Unkosten gescheut, wenn die Ausgaben nach Ansicht der Eltern eine gute Investition sind, und das sind sie immer dann, wenn sie einer gesicherten Zukunft dienen oder zumindest die Hoffnung auf Ruhm und Ehre für die Kinder und damit die Eltern bergen.

Emotionen sollten möglichst in den Hintergrund treten und der Vernunft den Vorrang lassen. Das heißt aber nicht, dass es in diesen Familien intellektuelle Auseinandersetzungen gäbe. Die Diskussionen sind vielmehr rechthaberisch, kleben am Wort und das Denken bleibt kategoriell wenn nicht gar schwarz-weiß. Unsicherheiten und Nichtwissen werden nicht zugegeben, sondern höchstens mit dem Griff zum Konversationslexikon überbrückt. Meinungsänderung bedeutet nicht Fortschritt an Erkenntnis, sondern ist Indiz für Charakterlosigkeit oder zumindest Wankelmut.

Negative Gefühle darf es nicht geben, aber auch positive Emotionen sollten sich im Rahmen halten. Für Überschwang ist kein Platz. Solchen Prinzipien entsprechend, werden in diesen Familien Konflikte gelöst. Man ist geradezu stolz darauf, so wird immer wieder betont, dass man sich nicht streitet, dass es keine Auseinandersetzungen gibt. Auseinandersetzungen werden assoziiert mit Anschreien und Toben und gelten als vulgär. Konfliktbewältigung in einer ruhigen und sachlichen Form scheint selbst in der Vorstellung nicht zu existieren geschweige denn in der Realität. Überdies machen Auseinandersetzungen Angst, denn sie könnten Trennung bedeuten und damit Zerstörung der Einheit.

Es wird alles getan, um Harmonie aufrechtzuerhalten, man klammert sich daran, eine glückliche und intakte Familie zu sein.

Aussagen von Betroffenen

> »Ich habe Gefühle wie Wut, Ärger, Hass jahrelang unterdrückt. Ich habe niemals gelernt, damit umzugehen. Aggressionen wurden in meiner Familie immer als negativ abgewertet. Man hatte nicht aggressiv zu sein und wenn man sich noch so sehr ärgerte. Man sollte sich vielmehr zusammenreißen und sich nicht gehen lassen. Ich durfte mich nicht einmal mit meiner Schwester zanken, geschweige denn gegen meine Eltern aggressiv sein. Ich durfte nicht einmal eine andere Meinung haben als sie.«

Diese Unterdrückung von Emotionen führt zu erheblichen Spannungen, Gefühlen der Ohnmacht und des Ausgeliefertseins und in weiterer Konsequenz bei einigen zu selbstzerstörerischen Handlungen. Nicht wenige unserer Patienten haben sich schon lange vor Ausbruch ihrer Magersucht vielfältige Schmerzen zugefügt: durch Zerkratzen ihres Gesichts, Abreißen von Finger- und Fußnägeln bis zum Nagelbett, durch Ohrfeigen und Schnittwunden.

»Gefühle zu zeigen war in unserer Familie nicht erlaubt, auf gar keinen Fall aber negative wie Wut oder Enttäuschung; höchstens Freude durfte man dosiert zeigen, aber niemals zu stark. Es musste alles ein ausgewogenes Mittelmaß sein. Wut einmal richtig zu zeigen war geradezu ein Verbrechen und so gab es bei uns nie Streit. Da niemand seine negativen Gefühle loswerden konnte, entstand aber eine ekelhafte Grundstimmung. Wenn wir abends alle zusammen vor dem Fernseher saßen, hätte man gelegentlich die Luft knistern hören können. Es war eine unheimliche Spannung da, die sich keiner von uns so richtig erklären konnte, weil sie sich nicht auf ein bestimmtes Ereignis bezog, sondern unterschwellig durch ständiges Hinunterschlucken von Wut und Ärger irgendwann entstanden war.«

»Mein Vater war immer nur um den Familienfrieden bemüht, wobei es ihm auch heute noch anscheinend egal ist, ob Scheinfriede oder wirklicher Friede herrscht. Er flehte, wir sollten uns nicht streiten, da er keine Auseinandersetzung aushalten konnte und Harmonie wünschte. Ich erlebte ihn immer sehr ruhig, beinahe apathisch, ausgeglichen und sachlich, niemals aber gefühlvoll. Weil er sich sowieso nie äußerte, lief er auch nicht Gefahr, in Wut zu geraten und unsachlich zu werden.«

»In unserer Familie konnte man nie diskutieren. Eine Diskussion bedeutete bereits Streit. Streit war die Zerstörung der Harmonie. Die Zerstörung der Harmonie bedeutete die Zerstörung der Familie. Ohne diese Familie aber war niemand von uns lebensfähig.«

Eine Magersüchtige fasst zusammen:

»Wir mussten unsere Familienzusammengehörigkeit tagtäglich dokumentieren, weil es im Inneren gar keine Familie gibt. Es war absolute Pflicht, regelmäßig an den Mahlzeiten teilzunehmen. Ebenso gehörte die Familie an den Wochenenden zusammen. Wir mussten sie gemeinsam verbringen, obwohl wir uns dabei zu Tode langweilten. Ich konnte niemals Gefallen daran finden; ich fand sie komisch, inhaltslos, organisiert und starr. Heute weiß ich, wie sehr in meiner Familie Nähe und Einheit gespielt werden. Über allem steht die Harmonie, die durch nichts gestört werden darf. Jedes Mal, wenn wir jetzt zusammen sind, empfinde ich es als etwas Unglaubliches, dass wir eine Familie sind. Wir haben uns im Grunde nichts zu sagen. Das Schlimmste dabei ist, dass das Verlogene und Gespielte meinen Eltern nicht einmal auffällt. Sie merken nicht, wie weit wir voneinander entfernt sind; dass wir zwar immer wieder Familie spielen und sehr vertraut tun und uns nicht zanken, aber dennoch keine Familie sind. Je mehr ich das spüre, umso mehr fange ich an zu reden. Ich rede mir selbst ein, eine tolle Familie und tolle Eltern zu haben, obwohl ich genau weiß, dass ich mich damit belüge. Aber das ist sonst einfach unerträglich für mich. Ich will immer noch das bekommen, was ich nie bekommen habe. Geborgenheit und Liebe. Ich habe das Gefühl, meine Eltern schulden mir noch etwas. Immer, wenn ich nach Hause komme, suche ich nach etwas, das ich dort niemals gefunden habe: das Gefühl, irgendwo hinzugehören, irgendwo einen Heimathafen zu haben, in den ich jederzeit einlaufen kann, ohne sofort festgekettet und vereinnahmt zu werden; einen Ort, an dem ich nicht meine Gefühle und Bedürfnisse sofort vergessen muss und meine Freiheit verliere. Manchmal fürchte ich, dass für meine Eltern Liebe nur an Äußerlichkeiten, an Leistungen und gutes Funktionieren gebunden ist. Ich fühle mich nicht als Ganzheit geliebt, sondern nur Teile von mir: die Teile, die man den Nachbarn – mit denen man ansonsten überhaupt nichts zu tun haben will – vorzeigen kann; alles, was sich in der Gesellschaft gut macht, nicht aber, was ich fühle und was ich bin.«

Familien, in denen Konflikte nicht ausgetragen werden, in denen Emotionen und Schwächen keinen Platz haben, brauchen eine andere Ausdrucksform, um sich zu artikulieren. Es liegt nahe, dass Krankheiten eine große Rolle spielen müssen. Eine Patientin hat einmal gesagt: »Kranksein bedeutet, auf eine gesellschaftliche Art schwach sein zu dürfen.«

An der Spitze der Erkrankungen stehen »psychosomatische« Störungen, insbesondere des Magen-Darm-Traktes sowie Migräne. Der Umgang mit Krankheiten ist unterschiedlich. Es gibt Familien, in denen jeder, der erkrankt ist, gehegt und gepflegt wird. Nicht wenige Magersüchtige erzählen, dass sie ihre Mütter immer dann, wenn sie krank waren, liebevoll und verwöhnend erlebt haben, so, als könnten diese Mütter dann Emotionen zulassen, die sie sich sonst nicht erlauben. In anderen Familien muss Krankheit »bewiesen« werden, wobei ein Beinbruch oder eine Blinddarmentzündung von vornherein zu den akzeptierten Krankheiten zählen, während Erkältungskrankheiten zum Beispiel mindestens mit hohem Fieber bewiesen werden müssen. »Leiden« stellt in vielen Familien einen hohen Wert per se dar. Dieser Wert lässt sich aber noch steigern, indem man die Zähne zusammenbeißt und seinen Verpflichtungen weiter nachkommt.

> »In meiner Familie zählten Intelligenz, Kreativität, Sensibilität, aber auch Leiden und Krankheiten. Wir haben in allem konkurriert – auch wer am häufigsten und schlimmsten krank war.«

> »Meine Mutter empfindet ihr Leben als so wertvoll, weil sie schon so viel gelitten hat. Auch ich genieße es zu leiden. Ich lebe nach dem Motto: Was mich nicht tötet, macht mich hart. Oder: Je tiefer ich falle, desto höher werde ich kommen. Je mehr ich ertrage, desto reiner, wahrhaftiger und geläuterter werde ich sein. Das sind alte, überkommene Weisheiten in meiner Familie. Darum bin ich immer brutal mit mir umgegangen: In eine Wunde schmierte ich brennendes Desinfektionszeug; hatte ich mir beim Spielen irgendetwas verstaucht oder geprellt, wurde der entsprechende Körperteil gerade besonders bewegt und gefordert. Ich habe mir und anderen mit meinen Verstümmlungen, die ich mir, so lange ich denken kann, zugefügt habe, beweisen wollen, dass ich es wert bin zu leben. Ganz extrem war das dann später in meiner Magersucht. Im Geheimen habe ich mir immer eine ganz schlimme Krankheit gewünscht, die schließlich zum Tode führt, weil sie zu spät entdeckt wurde, so etwa: Ihr habt es nie geglaubt, aber ich war immer viel kränker als ihr. Ich habe gelitten, ohne dass ihr mit eurer Sensibilität auch nur einen Funken mitbekommen habt. Jetzt ist es zu spät.«

Krank machende Strukturen in der Familie

Aus den Texten von Betroffenen, aus der Charakterisierung einzelner Mitglieder lässt sich ein Bild von Familien skizzieren, in denen Magersucht entstanden ist. Diese Familien weisen eine Fülle von Eigenschaften auf, die als ausgesprochen wertvoll, beispielhaft und somit erstrebenswert bezeichnet werden können: Streben nach Ordnung und Leistung, Tüchtigkeit und Ehrgeiz, gelebte Harmonie und Häuslichkeit, die Bewahrung überkommener Wertvorstellungen.

Was meint man aber dann, wenn gerade diesen Familien im Ursachengefüge psychischer Krankheiten von Jugendlichen und nicht zuletzt der Ess-Störungen eine wesentliche Rolle zugeschrieben werden muss? Jede der beschriebenen Eigenschaften stellt einen ethischen Wert dar, ist moralisch einwandfrei und gehört zu den bürgerlichen Tugenden. Es ist auch nicht die Mischung einzelner Eigenschaften, die krank machend wirkt. Die Eltern leben diesen Stil mit Überzeugung, sie tragen die Gewissheit in sich, ihren Kindern das Beste zu vermitteln, was es an elterlicher Liebe und Fürsorge, an ethischen Werten, an Bildung, Erziehung und Ausbildung gibt. Diese felsenfeste Überzeugung der Eltern ist es auch, die das Erkennen ihrer Rolle bei der Entstehung der Magersucht so erschwert und, wenn es überhaupt gelingt, so schmerzhaft macht.

Aber was zeichnet diese Rolle aus? Welches ist der Beitrag der Familie zur Magersucht? Wir glauben nicht, dass man eine Liste mit Eigenschaften aufstellen, dass man den guten schlechte Merkmale gegenüberstellen kann; das Problem liegt tiefer. Es hat nach unserer Überzeugung damit zu tun, wie Menschen, Vater und Mutter und Kinder, miteinander umgehen. Es hat damit zu tun, wie die guten Eigenschaften der Familie gelebt, von einem zum anderen vermittelt, »transportiert« werden. Ob zum Beispiel geliebt oder Liebe verteilt wird; ob Leistung ein Prinzip darstellt oder gelockt wird; ob Ehrgeiz belohnt oder der Mangel an Ehrgeiz bestraft wird.

Es geht darum, wie die einzelnen Mitglieder einer Familie einander wahrnehmen, ob als einmalige individuelle Person oder als Rollenträger im Familiengefüge. Das »man«-Regime (»das tut man, das tut man nicht«), die Entpersonifizierung von Emotionen lässt den Verdacht aufkommen, dass Rollen besonders wichtig sind, dass all die guten Eigenschaften mehr von Vorstellungen, von imaginären Verpflichtungen her getragen werden als von persönlichen Bedürfnissen und Gefühlen. Die Orientierung nach außen, nach tragenden Wertvorstellungen der Gesellschaft, wird zur Außensteuerung, hinter der die Emotionen des Individuums zurückzustehen haben und bei den Kindern Gefahr laufen zu verkümmern. Wenn die Erziehung sich nur nach Wertvorstellungen richtet wie Leistung, Ordnung, Bildung und Anerkennung und wenn Zuwendung und Liebe manipulativ und dosiert eingesetzt werden, um aus einem Kind einen »tüchtigen, wohlgeratenen« Menschen zu machen, dann wird Erziehung pathogen. Diese Familien haben einen unglaublich hochmütigen Anspruch auf alles, was richtig und gut ist, auf geistiges Niveau, Bildung, Ordnung und Moral, auf gute Manieren und Standesgemäßheit. Dieser Anspruch – oft genug ein Diktat noch aus der Generation der Großeltern – muss verwirklicht werden. Er richtet sich an alle Mitglieder der Familie, aber nicht an sie als Individuen, sondern als Träger einer Rolle. Die Bedürfnisse des Einzelnen, seine Gefühle, Begabungen und Wünsche werden nicht wahrgenommen. Einen Beruf auszuüben ist Sache des Mannes; für die Erziehung der Kinder trägt die Frau die Verantwortung; die Ausbildung der Kinder richtet sich nach dem Prestige des Vaters. Die Methoden, mit denen diese Ziele verwirklicht werden, sind subtil. Die Währungseinheiten sind Anerkennung, Zuwendung, Liebe. Wenn einer die Ansprüche nicht erfüllt, stört er die Harmonie und muss bestraft werden – nur zu seinem Besten. Die Strafen sind wie die Belohnungen diskret und leise, für einen Außenstehenden kaum bemerkbar: Das »Taschengeld« an Zuwendung wird gekürzt; das Kind muss einsehen, dass es nur aus väterlicher Verantwortung oder aus mütterlicher Liebe bestraft wird. Es wird in diesen Familien nicht geschrien, nicht geflucht, nicht geweint und auch nicht geschlagen. Vordergründig scheint dies ein Vorteil zu sein. Als Erziehungsprinzip ist es dort perfide, wo Emotionen verkümmern oder in ein abstraktes pädagogisches Ideal pervertiert sind.

»Überhaupt, vielleicht war es besser, einen groben Vater zu haben als so einen feinen und gerechten. Wenn ein Vater, so wie es in Geschichten und Traktätchen vorkam, im Zorn oder in der Betrunkenheit seine Kinder furchtbar prügelte, so war er eben im Unrecht, und wenn die Prügel auch wehtaten, so konnte man doch innerlich die Achseln zucken und ihn verachten. Bei meinem Vater ging das nicht, er war zu fein, zu einwandfrei, er war nie im Unrecht. Ihm gegenüber wurde man immer klein und elend.« (Hermann Hesse)

Christoph Meckel hat in der Erzählung »Suchbild« eine Familien-
Atmosphäre spürbar gemacht, die beklemmend an Familien Magersüchtiger erinnert (S. 92f.):

»Wenn die Kinder nach Hause kamen, aus Freundschaften, Ferien
und erster Liebe, aus Epochen des Lichts und der Unbedenklich-
keit, Zeitaltern voll Schnee, wenn sie erschöpft in der Gartentür
standen, mit Fahrrädern, Schultersäcken, Beulen und Sonnen-
brand, wenn sie mit zerrissenen Hosen kamen, mit kleinen Schulden und wenig Verspätung, mit ruinierten Schuhen und schmutzi-
gen Pfoten, wenn sie mit heißen Köpfen durch die Wohnung
rannten, voll märchenhafter Berichte, und ihre Begeisterung zeigten
(ein furchtbarer Fehler), wenn sich herausstellte, dass sie glücklich
waren, außerhalb des Hauses, in aller Welt, auf Festen und Vaga-
bondagen, jenseits des Vaters, wenn sie in vollem Umfang (so
schnell nicht wieder getan) die enge, immer gleiche Wohnung füll-
ten – dann war der Zauber nach einer Stunde vorbei. Der Vater ließ
das Badewasser ein. Es folgte die gründliche Beseitigung alles Ein-
geschleppten: der Staub an den Beinen und die offene Freude, der
Schweiß in den Haaren und die befreite Erfahrung, das Glück ohne
Elternteile, Kontrolle und Pflicht. Das Kind hatte seine Ferien gehabt, jetzt wurde seine Schultasche aufgeräumt. Nach einer Stunde
erschien es in der üblichen Pressform: als Familiengeschöpf. Die
laute Lebendigkeit war verstummt, gewöhnlicher Mehltau deckte
die Träume zu. Der Vater war mit dem Anschein von Ruhe zufrieden. Er hatte die Abwesenheit der Kinder benutzt, um ihre Schrän-
ke aufzuräumen. Alles in Ordnung.
    Alles, was der Kindheit und Jugend fehlte, alles Fehlende zusam-
mengenommen (…).
    Alles Überflüssige fehlte.
    Nicht Überfluss wurde vermisst, sondern Vielfalt im Wesen des
Vaters und Offenheit im Alltag der Familie. Da alles eingeteilt war
und verrechnet wurde, fehlte das Uneingeteilte, der Überschuss. Es
fehlte das Gute, Unberechenbare, die improvisierten Feste und das
schmatzende und schlürfende Fressen einer reifen Birne. Das Herr-
liche fehlte noch im besten Moment. Das Fehlen schien ohne Anfang und nahm kein Ende.

Die Freude fehlte.

(…) Die große, umfassende Freude war nicht da. Sie fehlte an allen Tagen, in allen Nächten, bei allen Gelegenheiten, zu jeder Zeit. Sie war schon vor dem Aufwachen weg und fehlte lange noch in den Schlaf hinein. Es fehlte das unbelastete Atmen und Träumen, es fehlte die unbedachte Zärtlichkeit; der besinnungslose Jubel ohne Anlass, der begeisternde Anlass. Es fehlten die unbedenklichen Wörter und die schwerelosen Unterhaltungen, es fehlten Lässigkeit, Langmut und Frivolität. Es fehlte ein Vorschuss an Sympathie für den Vater, ein Laisser-faire für die Schwächen seiner Kinder; es fehlte das grenzenlose Verzeihen und also die Liebe.

Es fehlten die akustischen und optischen Sensationen, der sensuelle Reiz nicht alltäglicher Sachen; Verschwendung von Blumensträußen, Kleidern, Musik; es fehlten die sprühenden Farben und dampfenden Schüsseln. Es fehlte der Raum für die Wut und das raumlose Lachen – aber die dicke Luft war raumfüllend da. Die Pflichtverordnung war da (WOZU HAT MAN KINDER?), erzwungene Ruhe, betonte Harmonie.

Unausgelebte Wut und unausgelebte Freude – sie packten zusammen und gingen woanders hin (…)

Es fehlte die gute und schöne Maßlosigkeit; aber der Mehltau, der Mehltau war immer da.

Er deckte glanzlos die Familie zu. Der Vater hieß Mehltau, die Kinderkrankheit war Mehltau; Mehltau, Mehltau. Niemals fehlte der Mehltau.

Wo waren Familien, in denen menschenmöglich gelebt wurde? Wo wurde bei offenen Fenstern umarmt und gelacht? Wo wurde gespielt, gesungen und musiziert ohne Nebenabsicht, Erlaubnis, Uhrzeit und Grund? Wo lebten Leute, die vor Vertraulichkeit kicherten, Salz in die Betten streuten und mit Pappnasen beim Essen saßen? Wo war das königliche Gelächter, das Rollenverteilung ad absurdum führte? Wo war ein Lachen, das angestrengte Gesichter schön machte?

Es fehlte. Es fehlte.

Es fehlten Umarmungen, Selbstironie und Gedankenschärfe. Es fehlte die offene Strömung lebendigen Lebens. Es fehlten Konfettischwärme himmlischen Unsinns, es fehlte der kleinste Schlenker von Zweckfreiheit. Es fehlte die unbedenkliche Verschwendung von Zeit, und also fehlte das Zeithaben überhaupt. Es fehlte die Körperfreiheit zwischen Eltern und Kindern, es fehlten die offenen Worte und Zimmertüren. Es fehlte die Freude an Nacktheit oder ein Lachen darüber.

Es fehlte zum Himmelschreien und Gotterbarmen.

Es fehlte in allem, für alles ein echtes Wort. Es fehlte der lebendige Widerspruch, weil der Vater fehlte, der sich auf Widerspruch einließ. Es fehlte nicht an Spott und Rebellion. Es mangelte nicht an auswärts gelebter Freude. Es fehlte bloß die Luft im Familiengefängnis.

Es fehlte die Bejahung ungewaschener Kinderhälse, und es fehlte die Bejahung vaterfremden Denkens. Es fehlten weder Goethes noch Schillers Gedichte, aber es fehlte die Anerkennung von Interessen, die in der Familie nicht vorhanden waren. Was der Vater betrieb, war die konstante Entwertung, die Entwertung seiner selbst und Lebens der anderen.

Er war der Entwerter.

Das Leben war anderswo!«

Individuelle Faktoren – Life-Events – Auslöser

Bei einigen Betroffenen lassen sich Ereignisse, Erlebnisse oder Schicksalsschläge erkennen, welche die Magersucht auslösen. Solche »Auslöser« haben nichts mit den Ursachen zu tun. Manchen wird die Starrolle, die sie lange Zeit in der Familie innehatten, streitig gemacht – zumeist durch ein Geschwister. Bei anderen lassen sich einschneidende Lebensereignisse, wie zum Beispiel das Abitur, als Auslöser bestimmen. Nach Beendigung der Schule fällt für viele ein bis dahin wesentlicher Halt fort, die Basis ihres Daseins, ihres Leistungsbeweises und damit ihrer Selbstbestätigung. Für nicht wenige tut sich nach der Schulzeit eine gähnende Leere auf, der sie sich im Hinblick auf notwendige Entscheidungen und Initiativen wie Wahl einer Ausbildung oder eines Studiums nicht gewachsen fühlen, zumal der Anspruch, den diese jungen Menschen an sich stellen, immens ist. Sie müssen nicht nur wenigstens den Ausbildungsstand ihrer Eltern erreichen, sondern haben ihn möglichst zu überbieten. Schließlich hatten sie eine wesentlich sorglosere Kindheit und Jugend als ihre Eltern. Darüber hinaus meinen viele, mit ihrer Ausbildungs- und Berufswahl ein für alle Mal, irreversibel über Glück und Unglück ihres zukünftigen Lebens zu entscheiden.

Bei wieder anderen Magersüchtigen lässt sich vor dem Krankheitsausbruch der Verlust einer wichtigen Bezugsperson feststellen, von der sie innerlich abhängig waren und die ihnen Halt bedeutete, wie Mutter, Vater, Großvater oder Großmutter. Der Verlust kann real stattgefunden haben – durch Tod oder Scheidung – oder es kann sich um einen drohenden Verlust handeln, etwa aufgrund der Tatsache, dass der Vater eine Freundin hat. Diese einschneidenden Veränderungen im Leben der Jugendlichen können zum Ausbruch der Krankheit führen.

Bei einigen Jugendlichen sind solche »Life-Events« als Auslöser plausibel nachzuweisen. Bei anderen hat man den Eindruck, dass die generellen Anforderungen und Konflikte, die sich aus bzw. in der Phase der Pubertät ergeben, zu Auslösern für die Erkrankung werden. Diese Jugendlichen haben im Vergleich zu Gleichaltrigen eine Vielzahl von Defiziten. Sie sind schlecht gerüstet, die entscheidenden Aufgaben der Pubertät zu meistern. Sie haben das Gefühl, vor einem riesigen Abgrund zu stehen und können sich nicht vorstellen, das Leben eines Erwachsenen zu führen mit all den Anforderungen, die sich daraus ergeben. Sie sind auf das Erwachsensein nicht genügend vorbereitet. Sie sollten in der Lage sein, die eigene Identität zu finden. Sie sollten fähig sein, das Leben in den Griff zu bekommen, welche Verhältnisse auch immer herrschen.

Dies alles ist für die Magersüchtigen unmöglich. Sie sind aufgewachsen in totaler Abhängigkeit von ihren Eltern, von Eltern, die immer wussten, was richtig und falsch ist, die jede Entscheidung für sie getroffen haben und Versuche in Richtung Eigenständigkeit nicht zulassen wollten. So wird für viele allein schon die Vorstellung einer räumlichen Trennung von den Eltern, etwa durch ein Studium an einem anderen Ort, bedrohlich. Manche mögen zwar den Absprung von zu Hause rein äußerlich schaffen, aber es gibt

wohl kaum einen Lösungsprozess, der als geglückt angesehen werden könnte. Aber nicht nur die Magersüchtigen sind schlecht aus-
gerüstet, ebenso ihre Eltern. Die Eltern zeigen, wie wenig sie in der
Lage sind, gerade dieses Kind, das in ihrem eigenen Leben vielfältige Aufgaben zu erfüllen hat, seinen eigenen Weg gehen zu lassen.
Magersüchtige nehmen die Ablösung häufig gar nicht erst in Angriff. Trennung ist für alle Beteiligten so bedrohlich, dass die
Krankheit, der Ausbruch der Magersucht, davor schützen muss.
Diese jungen Menschen behindern nicht nur ihre Entwicklung, sie
schaffen auch mit der Magersucht für sich und die Eltern die Bedingungen, weiterhin in gegenseitiger Abhängigkeit zu leben.

Die Sprache der Magersucht und Bulimie

Magersucht und Bulimie sind eine Ausdrucksform, die nicht so
ohne weiteres verständlich ist – die Sprache junger Menschen, die
sich nicht anders zu artikulieren wissen. Was wollen junge Menschen ausdrücken, die hungern bzw. Massen von Nahrung verschlingen, um sie dann wieder zu erbrechen, die sich von morgens
bis abends kasteien, kontrollieren und bewegen müssen? Es sind
Menschen, die schließlich im Rahmen der Ess-Störung täuschen,
betrügen und stehlen, während sie gleichzeitig Perfektion anstreben
und den Wunsch haben, ihre Eltern niemals zu enttäuschen. Therapeuten und Betroffene müssen versuchen, die Sprache gemeinsam
zu verstehen, denn nur so besteht die Chance, dass die Essgestörten
doch noch zu ihrer eigenen Identität finden. Bringt man sie allerdings zum Schweigen, ohne sie verstanden zu haben, so ist die Gefahr groß, dass sie sich in der gleichen Weise noch einmal, vielleicht
heftiger, äußern. Es ist aber auch möglich, und dies scheint fast be-
drohlicher, dass sie verstummen und ihr abhängiges und defor-
miertes Leben fortsetzen. Irgendwann missbrauchen sie vielleicht
ihre Kinder, so wie sie selbst in ihrer Kindheit missbraucht worden
sind.

Aussagen von Betroffenen

»Ich war in meinem Kampf um Eigenständigkeit gescheitert und hatte dadurch immer mehr an Selbstvertrauen verloren. Ich hasste mich dafür, meine Ziele nicht erreicht zu haben, und wollte über einen anderen Weg beweisen, dass ich stark sein konnte. Hungern können beweist Stärke und Willen, Hungern macht stark und mächtig, gleichzeitig aber auch schwach. So konnte ich durch Hungern Stärke beweisen und auf gesellschaftliche Weise Schwäche ausdrücken, die ich sonst niemals zugeben durfte.«

»Für mich bedeutet die Magersucht Lebenssinn, Lebensinhalt und die Sicherheit, dass meine Eltern sich weiterhin für mich interessieren. Sie ist mir innere Beruhigung und Entschuldigung, wenn ich mich unfähig fühle, irgendetwas zu leisten – sei es an der Uni, im Leben, in Bezug auf menschliche Kommunikation. Meine Magersucht und ihre Gesetze sind mir vertraut. Ich habe Angst vor Veränderungen, vor jeder Veränderung in meinem Leben. So habe ich auch Angst, die Magersucht aufzugeben. Das würde bedeuten, meinen einzigen mir vertrauten Anker herzugeben, das würde vor allem bedeuten, womöglich die Hoffnung und den Glauben aufgeben zu müssen, dass sich ohne Krankheit irgendwann einmal alles zum Besseren wenden könnte. Das wäre das absolute Aus. Ich habe die unerklärliche Horrorvorstellung, dass von mir nichts übrig bleibt, wenn meine Magersucht bewältigt ist. Ich sehe mich irgendwie so, als wären mein Ich und mein gutes, hoffentlich existierendes Selbst unter einem großen schwarzen hässlichen Tuch, genannt Magersucht, verborgen. Ich habe eine ungeheure Angst, wenn ich dieses Tuch herunterreiße, dass dann nichts, absolut nichts darunter ist oder vielleicht noch etwas viel, viel Hässlicheres, sodass das Tuch noch besser gewesen wäre als das, was sich darunter verbirgt. Die Welt, alle Verwandten, Bekannten, meine Eltern und am allermeisten ich wären zutiefst enttäuscht und deprimiert. Man würde mich aufgeben, sich von mir abwenden und ich bliebe absolut allein, verlassen und verachtet zurück. Ich wäre endgültig und total am Ende. Alle Hoffnung wäre dahin, das wäre das absolute Ende, der Abgrund, das Aus.«

»Ich wollte mit meiner Magersucht zur Elite gehören und verband damit, außergewöhnlich, etwas Besonderes, Extravagantes, Einmaliges zu sein. Ich wollte demonstrieren, dass ich ein vergeistigter Mensch bin, ein Mensch, dem materielle Gier und Leidenschaft fremd sind. Durch meine Magersucht wollte ich erreichen, dass man über mich spricht. Zwar habe ich mit meiner Krankheit nicht erreicht, zur Elite zu gehören, dennoch brachte mir meine Krankheit die Sonderstellung ein, die ich mir wünschte.«

»Ich brauche einfach die Sicherheit, egal ob es die Sicherheit von einigen Kilos zu wenig oder ob es die Sicherheit von sich anhäufendem Geld ist. Die Vorstellung, an meine Sicherheiten zu gehen, anzufangen zuzunehmen oder Geld auszugeben, ist für mich unvorstellbar. Ich würde mich lieber kaputtkotzen oder hungern bzw. totjobben, als auf diese meine Sicherheiten zu verzichten. Ich glaube manchmal, Geld gibt mir die Illusion, nicht allein zu sein bzw. das Alleinsein leben zu können, genauso wie essen bzw. nicht essen. Die Sicherheit und deren Erhaltung sind für mich wichtiger und existenzieller, als das gefährliche Risiko einzugehen und zu schauen, ob es auch ohne Garantien läuft.«

Diese Äußerungen ließen sich beliebig vermehren. Sie können als exemplarisch gelten für die Ideologie Magersüchtiger, offenbaren sie doch, was die Anorexie nach dem Verständnis der von ihr Betroffenen zu leisten hat. Verschiedene Ersatzfunktionen der Krankheit kommen in den Blick. Der Verzicht auf Nahrung, das exzessive Hungern wird als Beweis persönlicher Stärke und Willenskraft gewertet. Gleichzeitig kann die Magersucht Schwäche und Versagen sanktionieren. Sie funktioniert als Entschuldigung und als Entlastung und vermag obendrein, die ersehnte Zuwendung und Fürsorge von den Eltern zu erwirken. Einigen verschafft die Anorexie die Illusion, außergewöhnlich zu sein, zu einer Elite zu gehören, die über materielle Bedürfnisse erhaben ist. Anderen gibt sie existenzielle Sicherheit und Beruhigung; in allen Fällen aber dient die Magersucht dazu, auf welchen verschlungenen Wegen auch immer, das unsichere, gefährdete Ich zu schützen und zu stärken.

Die Ideologie Magersüchtiger ist ein möglicher Zugang zu einem Krankheitsverständnis, das unter mehreren Aspekten von konventionellen Sichtweisen abweicht.

Das Krankheitsverständnis

Die Aufzeichnungen der Magersüchtigen enthalten viele Beispiele für das Leiden an der Magersucht, die Beschränkung des Lebens, das quälende Festhalten an Verhaltensweisen, deren Sinnlosigkeit längst offenkundig ist.

> »Die Waage bestimmte mein Leben, mein Selbstwertgefühl hing einzig und allein von ihr ab.«

> »Immer mehr Gefühle wurden durch Zu- und Abnahme von wenigen 100 Gramm, nicht Kilos, bestimmt.«

> »Selbst als ich mich schon nicht mehr schön fand und normales Sitzen durch die hervorstehenden Knochen Schmerzen verursachte, wollte ich weiter abnehmen.«

> »Ich hielt irgendwann an der Krankheit fest, obwohl sie mir nichts mehr brachte, obwohl ich eigentlich nur noch unter ihr litt.«

Solche Aussagen lassen, vor allem wenn sie mit offensichtlichen Veränderungen wie einem gravierenden Gewichtsverlust einhergehen, eine Einordnung als pathologisch krankhaft unabweisbar erscheinen. Diese Einschätzung erscheint umso plausibler, wenn die Entwicklung des auffälligen Verhaltens mit berücksichtigt wird. Alle gut gemeinten verständnisvollen Ratschläge oder auch durchgreifende einschneidende Maßnahmen der Eltern, selbst die eigene Einsicht, haben diese Entwicklung nicht aufhalten können. Stellt man sich gar ein fortgeschrittenes Stadium eines kachektischen jungen Menschen vor, dessen Denken auf den eigenen Körper eingeengt und dessen Emotionen verflacht sind, bleibt als Erklärung nur das Konzept Krankheit.

Krankheit assoziieren wir mit Schmerz, Bedrohung, Leid, zumindest mit durchweg Negativem. Die Heilung ist die Wiederherstellung des Zustandes vor der Krankheit. Gesundheit (der unklare Komplementärbegriff) ist die Abwesenheit von Krankheit. Ein solches Krankheitsverständnis wird offenbar nicht, zumindest nicht durchgängig, von anorektischen Patientinnen geteilt:

> »Die Krankheit gab mir lange Zeit Dinge, die ich im realen Leben vergeblich suchte.«

> »Für mich bedeutet meine Krankheit Lebenssinn, Lebensinhalt und die Sicherheit, dass meine Eltern sich weiterhin für mich interessieren.«

Hier werden einer Krankheit positive Aspekte zugeordnet, wobei die Deutlichkeit überrascht, mit der dies von den Patientinnen formuliert wird. Gibt es vergleichbare positive Erklärungen von Betroffenen bei anderen Krankheiten? Festhalten an Beschwerden, die Betonung von Krankheit z.B. mit dem Ziel, vorzeitig verrentet zu werden, hat eine andere Qualität. Krankheit kann so zu sekundären Gewinnen führen. Die Rente wird ausbezahlt oder die Umwelt nimmt mehr Rücksicht oder die Krankheit verändert das Repertoire von Machtmitteln in der Auseinandersetzung mit dem Partner. Aber selbst wenn solche Patienten offen über die Vorteile ihrer Krankheit sprechen könnten, ist es kaum vorstellbar, dass sie wie die Magersüchtigen ihre Krankheit mit Lebenssinn in Zusammenhang brächten.

> »Ich hatte Angst, an Gewicht zuzunehmen, plötzlich körperlich sozusagen gesund dazustehen trotz meiner vielen Probleme.«

> »Ich habe die unerklärliche Horrorvorstellung, dass von mir nichts übrig bleibt, wenn meine Magersucht bewältigt ist.«

Positive Aspekte einer Krankheit passen nicht zu unserem intuitiven Krankheitsverständnis. Wenn wir das Spannungsverhältnis zwischen positiven Aspekten der Krankheit und dem Leiden an der Krankheit betrachten, wird verständlich, warum viele Betroffene sich nicht als krank verstehen. Über lange Zeit haben die Betroffenen nicht nur kein Krankheitsgefühl, sondern empfinden ihr verändertes Verhalten vielmehr als Stärke, als Zuwachs an Leistung. Es bringt ihnen das Gefühl, etwas Elitäres zu sein, über Kräfte zu verfügen, die andere, z.B. ihre Eltern oder Geschwister, nicht haben. In einer Welt voller Probleme, Schwierigkeiten, Unsicherheiten und Ängste ist Magersucht eine Oase. Sie ist ein Zaubertrick, durch den alle Widrigkeiten der Umwelt reduziert werden auf das machbare Glück des Abnehmens. Krankheitsgefühle haben da logischerweise keinen Platz. Krankheit/Kranksein wird geleugnet. Für ein Verständnis der Ess-Störungen scheint uns ein Akzeptieren der positiven Aspekte dieser Krankheiten unumgänglich. Der Nachweis der Gewichtsabnahme wird zum unmittelbar ablesbaren Leistungsbeweis, zum positiven Erleben, etwas zu können, zur heimlichen Entdeckung einer Kraft in sich, verbunden mit dem Gedanken »euch werde ich es zeigen«. Dazu mischt sich der Reiz auszuprobieren, wie weit man es schafft, über das ursprünglich gesteckte Ziel hinaus das Gewicht zu reduzieren, den Hunger zu bewältigen, Macht über den eigenen Körper zu bekommen. Es entstehen Verhaltensweisen und Rituale, um den einmal begonnenen Weg fortsetzen zu können und die Umwelt darüber zu täuschen. Wer oft genug durch Zufall entdeckt, dass einmal zu viel genossene Nahrung problemlos erbrochen werden kann, gerät in eine bulimische Phase. Anderen bleibt dieser Weg versagt, weil sie sich schwer tun zu erbrechen. Welche Art der Ess-Störung sich auch entwickelt, ist letztlich unerheblich. Von Bedeutung ist, dass die Ess-Störung zu einer Existenzform wird, zu einer Lebensstrategie, mit deren Hilfe vieles ausgelebt, bewältigt, befriedigt und bezwungen werden kann. Vielen gibt die Ess-Störung Sicherheit und Halt. Daher ist es verständlich, dass Betroffene sich häufig dagegen wehren, von etwas kuriert zu werden, was sie keinesfalls als Krankheit empfinden.

Überraschend ist die Direktheit, mit der Betroffene über diesen Aspekt im Verlauf der Behandlung schreiben können.

»Ich glaube, ich hätte essen können, wenn ich das Gefühl gehabt hätte, allein leben zu können, mit meinen Problemen fertig zu werden. So benutzte ich mein Dünnsein als sichtbares Zeichen meiner Probleme. Mein Abnehmen war Sehnsucht nach Hilfe gegen die Angst allein gelassen zu werden.«

»Hungern können beweist Stärke und Willen. Hungern macht stark und mächtig, gleichzeitig aber auch schwach. So konnte ich durch Hungern Stärke beweisen und auf gesellschaftliche Weise Schwäche ausdrücken, die ich sonst niemals zugeben durfte.«

»Mit meiner Magersucht wollte ich mich an meinen Eltern rächen. Ich wollte sie provozieren, sie aus ihrer Reserve und Gefühllosigkeit locken.«

»Mit meiner Magersucht konnte ich die Garantie haben, dass die Eltern weiterhin für mich sorgen, aber ich konnte damit auch Eigenständigkeit und Auflehnung beweisen. Ich hielt die Fäden in der Hand, war absoluter Mittelpunkt in meiner Familie.«

Versteht man Magersucht und Bulimie als Ausdrucksform eines jungen Menschen, der aus dem Zusammentreffen seiner Eigenschaften, seiner Lebenssituation und seines Milieus in existenzielle Unsicherheit und Ängste gerät, erscheint es mehr als fragwürdig, all dies unter dem Konzept »Krankheit« einzuordnen.

Eine auch nur annähernd vollständige Theorie der Magersucht und Bulimie haben wir nicht zu bieten. Unseren Ansatz verstehen wir eher als Programm, als Vorschlag für die Ausrichtung derzeitiger und zukünftiger Untersuchungen und Behandlungsbemühungen. Wir unternehmen den Versuch, Anorexie und Bulimie als Ausdruck einer gestörten Entwicklung zu begreifen: einer Entwicklung, in der die Ausformung von Individualität zu wenig gefördert oder sogar systematisch behindert wurde, einer Entwicklung, in der die Anpassung an ungeprüfte Normen wichtiger war als das Zulassen von widersprüchlichen Gefühlen, in der eigene Erfahrungsbildung mit dem Risiko des Fehlermachens nicht unterstützt wurde, in der das Eingeständnis von Unsicherheit im Anschein von Abgeklärtheit geopfert wurde.

Vor der Therapie

Voraussetzung eines jeglichen therapeutischen Eingreifens ist die Diagnose, und hier beginnt bereits die Problematik. Die Diagnose »Ess-Störung« wird spät gestellt, d.h., es vergehen nicht nur Monate, sondern häufig Jahre, bis die Krankheiten erkannt werden. Ausschlaggebend dafür ist der harmlose Beginn mit Diäten und Schlankheitskuren, die von einer Vielzahl junger Menschen durchgeführt werden. Es wäre aber abwegig, wollten nun alle Eltern in Panik geraten, deren Tochter sich einer Schlankheitskur unterzieht, denn gemessen an der Häufigkeit, mit der diese gemacht werden, sind Ess-Störungen seltene Erkrankungen. Auch ist es nicht so, dass die anfängliche Diät Ursache der späteren Erkrankung ist. Wie beschrieben, müssen eine Fülle von Faktoren zusammenkommen, damit ein Mädchen magersüchtig oder bulimisch wird, Faktoren, die nicht selten bis in die frühe Kindheit zurückreichen.

Die Übergänge von der üblichen Schlankheitskur zur Magersucht oder Bulimie sind fließend. Im Frühstadium gibt es keine Anhaltspunkte, die deutlich machen, dass die Grenze zur Ess-Störung überschritten wurde, doch irgendwann, der Zeitpunkt ist ganz unbestimmt, fallen Verhaltensweisen und Beschwerden auf, die ein an Magersucht oder Bulimie erkranktes Mädchen von denen unterscheidet, die harmlose Schlankheitskuren machen und gesund bleiben. Noch einmal zusammengefasst sind dies in Verbindung mit Hungern und Gewichtsabnahme über ein vernünftiges Maß hinaus: auffallende Essgewohnheiten wie extrem langsames Essen, Essen mit Stäbchen, Löffeln von Flüssigkeiten, Auswendiglernen von Kalorientabellen, Abwiegen von Nahrungsmitteln, Vermeiden gemeinsamer Mahlzeiten, vermehrter Umgang mit Nahrung wie Einkau-

fen, Kochen, Backen, Lesen von Kochbüchern, Mästen der Familie
bei eigener Nahrungsverweigerung, ständiges Reden über Essen,
Gewichtsabnahme trotz reichhaltiger Nahrungszufuhr, wobei der
Verdacht des Erbrechens nahe liegt, Klagen über Appetitlosigkeit,
Völlegefühl, Übelkeit, Verstopfung, Frieren, Ausbleiben der Menstruation, Hungern trotz Untergewicht, trotz Bitten und Ermah-
nung der Eltern. Weitere eher allgemeine, für die Ess-Störungen
aber typische Phänomene in Kombination mit übermäßigem Hungern oder übermäßigem Essen sind Leistungssteigerung, übertrie-
bene sportliche Aktivitäten sowie Schlaf- und Konzentrationsstö-
rungen, depressive Verstimmungen, Gereiztheit und Rückzug in
die Isolation.

Bereits in dieser Phase suchen betroffene Mädchen nicht selten
Hausärzte, Internisten, Gynäkologen, nicht aber Psychotherapeuten
oder gar Psychiater auf. Selbstverständlich wird die Diagnose von
einer Reihe der Kollegen schon zu diesem relativ frühen Zeitpunkt
gestellt, leider aber nicht von der Mehrzahl. Kommen magersüchtige Mädchen auf Drängen der Eltern in die Sprechstunde, so sind
sie in der Regel bemüht, ihre Symptomatik zu verharmlosen mit
dem Anliegen, den Arzt zu täuschen und die Eltern zu beruhigen,
um dann weiter hungern zu können. Ärzte, die das Gewicht entweder nur erfragen oder in Kleidung feststellen, kommen ihnen, ohne
es zu wollen, besonders entgegen. Gewichtsangaben, die auf diesem
Weg erzielt werden, sind in der Regel nicht verwertbar, da die essgestörten Mädchen gerade in Bezug auf ihr Gewicht mit raffinierten
Methoden zu täuschen verstehen. Werden dann keine ernsten medizinischen Befunde erhoben, die erst zu einem späteren Zeitpunkt
festgestellt werden können, sind alle Beteiligten zunächst einmal
wieder beruhigt und kostbare Zeit vergeht. Ebenso vergeht kostbare
Zeit, wenn die Ärzte zwar die Diagnose »Magersucht« stellen, aber
mit ungeeigneten Mitteln versuchen, das Krankheitsgeschehen zu
beeinflussen. Ungeeignete Mittel sind Verordnung appetitanregen-
der Präparate, Verschreibung von Stärkungsmitteln oder Vitamin-
präparaten, Mahnungen, mehr zu essen, oder Ratschläge an die Eltern, strenger und härter mit ihrer Tochter umzugehen. Bleibt die
Menstruation in der Pubertät aus, sollte bei gleichzeitigem Untergewicht an Pubertätsmagersucht gedacht werden. Häufig aber wer-

den Antikonzeptiva, die Pille, verordnet und damit nicht selten erreicht, dass die durch die Pille hervorgerufene Abbruchblutung über die weiter bestehende Zyklusstörung hinwegtäuscht und die betroffenen Mädchen der Annahme sind, nicht mehr magersüchtig zu sein, da sie ja wieder menstruieren.

Aber selbst wenn Kollegen die Diagnose stellen und eine Psychotherapie als angezeigt ansehen, ist der Weg dorthin in der Regel noch lang. Unter anderem, weil es an Therapeuten und Institutionen mangelt, die diese Krankheit behandeln. Der wichtigste Grund aber ist, dass die Schwellenangst vor Psychotherapeuten und Psychiatern oder gar psychiatrischen Einrichtungen groß ist, besonders für Familien, die sich als intakt, harmonisch und psychisch stabil erleben und nicht einsehen können, dass ihre Tochter, die weiterhin ausgezeichnete Leistungen erbringt, mit ihrem Hungertick psychisch krank sein soll. Eine psychische Erkrankung in einer scheinbar intakten Familie mutet geradezu absurd an. Das führt dazu, dass viele Eltern zunächst der festen Überzeugung sind, ihrer Tochter allein, ohne therapeutische Hilfe, wieder zu einem normalen Essverhalten verhelfen zu können, in der Überzeugung, die Problematik in den Griff zu bekommen, zumal sie ihren Erziehungsstil nicht infrage stellen. Besonders Väter halten erzieherische Maßnahmen am geeignetsten, um dem in ihren Augen pubertären Verhalten zu begegnen. So verständlich dies sein mag, nicht zuletzt, weil die Magersüchtigen nicht nur den Familienfrieden stören, sondern eine ganze Familie an den Rand der Verzweiflung bringen können, so sinnlos sind erzieherische Maßnahmen in Bezug auf die Beeinflussung der Krankheit. Sie sind nicht nur sinnlos, sondern leider dazu angetan, das pathologische Verhalten der Erkrankten zu verstärken. Nicht selten geben Magersüchtige dem Druck der Eltern nach, mehr zu essen, um anschließend zu erbrechen. Dann ist es meist nur eine Frage der Zeit, bis nicht nur die Nahrung, die zu den Mahlzeiten zugeführt wird, anschließend wieder erbrochen wird, sondern zusätzlich Fressanfälle auftreten, die das Suchtverhalten verstärken und damit die Prognose weiter verschlechtern.

Nicht wenige Eltern neigen dazu, sich allerorten über Magersucht und Bulimie zu informieren. Sie kennen die gängigen Zeitschriftenartikel und Bücher, manche besuchen Tagungen und Kon-

gresse, auch wenn diese nur für Fachleute bestimmt sind. Eltern
stellen immer wieder die Frage nach geeigneten Maßnahmen, wie
sie ihrer Tochter im familiären Bereich zu einem vernünftigen Essverhalten verhelfen können. Sie möchten die Fäden in der Hand
behalten und die Kontrolle über ihr Kind nicht hergeben. Die meisten Eltern wollen lange Zeit nicht einsehen, dass es sich bei der Magersucht und Bulimie um psychische Krankheiten handelt, nicht
zuletzt deshalb, weil sie sich verletzt, gekränkt und bloßgestellt fühlen. Sie lehnen eine Psychotherapie aus einer tief sitzenden Vorein-
genommenheit ab, sie haben negative Assoziationen an schon
einmal Gehörtes oder Gelesenes und empfinden eine behandlungs-
bedürftige Krankheit in ihrer Familie als persönliche Niederlage
und Schande im Unterschied zu einer somatischen Krankheit. Für
nicht wenige bedeutet Psychotherapie darüber hinaus eine existenzielle Bedrohung, denn Psychotherapie birgt die Gefahr von Veränderungen und kann im schlimmsten Fall die Trennung von diesem
geliebten und nach wie vor für das eigene Leben gebrauchten Kind
bedeuten. Dennoch bleibt es eine Tatsache, dass die Eltern bei noch
so gutem Willen chancenlos sind, die schwere psychische Störung
zu beeinflussen, bei der die Ess-Störung nur die Spitze eines Eisber-
ges ist.

Verzweiflung, Hilflosigkeit, Schuldgefühle, aber auch Wut, Aggressionen und Verachtung werden in den Eltern durch die psychische Krankheit ihrer Tochter ausgelöst:

> »Anfangs redeten meine Eltern mir gut zu aufzuhören, schließlich zog
> mein Vater sich depressiv zurück und meine Mutter verbarg ihre Ver-
> zweiflung hinter der Maske von Verachtung. Sie machte sich offen
> lustig über mein anorektisches Verhalten und meine zu starke Bin-
> dung an sie. Ihr Spott tat mir unendlich weh. In einer solchen Situati-
> on bin ich auf sie losgegangen und habe sie geschlagen. Anfangs hat
> sie mich auch geschlagen, später sagte sie, sie wolle mich nicht mehr
> anfassen, was mindestens ebenso schlimm war.«

> »Meine Mutter empfand Ekel und Verachtung für meine Schwäche,
> mein Frieren und meinen dünnen Körper. Für sie war die Krankheit
> Flucht vor den Anforderungen des Lebens. Das entsprach nicht ihrem

Ziel, mich zu einem starken, leistungsfähigen Menschen zu erziehen. Schließlich empfand sie die Magersucht als persönliches Versagen und kämpft nun seit Jahren mit starken Schuldgefühlen, die sie nicht selten gegen mich ausspielt.«

Aussagen von Müttern

»Die Magersucht machte mir entsetzliche Schuldgefühle. Ich sah keinen Sinn mehr zu leben, da ich offensichtlich ein Leben zerstört hatte. Da für mich Familie Lebensinhalt und Erfüllung bedeutete, war alles sinnlos geworden. Ich fühlte mich mehr als überflüssig und hatte in dunklen Augenblicken oft die fixe Idee, alle von mir erlösen zu müssen. Manchmal fühlte ich mich auch ungerecht behandelt. Es passierte, dass alle gleichzeitig auf mich einschlugen und mein Mann sich hinter den Kindern duckte. Ich fühlte mich so verdammt alleine und unverstanden. Das ließ mich fast verzweifeln. Ich war immer für alles und alle zuständig gewesen und zum Schluss doch immer die Dumme. Mein Mann wusch sich die Hände in Unschuld und machte sich bei den Kindern ›lieb Kind‹. Mich machte diese Magersucht völlig hilflos. Ich wusste nicht, auf welche Weise ich meiner Tochter begegnen sollte, um nicht alles noch schlimmer zu machen, als es ohnehin schon war.«

»Wir waren uns sehr bald im Klaren darüber, dass unsere Tochter Magersucht hatte, aber darüber, dass ich dagegen gar nichts tun konnte, war ich mir nicht klar. Ich stritt mit ihr um jedes Stückchen Brot, versuchte ihr die ewigen Gymnastikübungen und Hindernisläufe auszureden, aber ich konnte sie nicht erreichen. Je mehr ich auf sie einredete, und ich gab mir jede erdenkliche Mühe, um sie wieder zur Vernunft zu bringen, desto unerreichbarer wurde sie für mich, d. h., sie hörte sich meine Rede an, nickte beifällig und machte anschließend genau das Gegenteil von dem, was wir besprochen hatten. Ich musste zusehen, wie sie sich innerhalb kürzester Zeit in einen Roboter verwandelte, der mit meiner Tochter kaum noch etwas zu tun hatte. Ich empfand Trauer, Mitleid und vor allem Hilflosigkeit, später aber auch Wut und Aggression, als ich merkte, wie viel Macht sie mit der Magersucht über unsere ganze Familie hatte.«

»Zunächst glaubte ich, eine Welt stürze für mich zusammen. Es war mir, als ob ich die größte Niederlage meines bisherigen Lebens erfahren hätte. Ich kam mir vor wie ein Baumeister, der 20 Jahre lang an einem wunderschönen Bauwerk maßgeblich mitgeplant und mitgebaut hatte, nun aber vor einem Trümmerhaufen stand, weil ein großer Teil dieses gelungenen Werkes eingestürzt war. Zunächst überkamen mich massive Schuldgefühle, ich fühlte mich einsam, fremd, unverstanden, missverstanden und zutiefst verletzt. Ich war vollkommen verunsichert und hilflos.«

»Ich hatte mein Kind auf Rosen gebettet, nun musste ich erkennen, dass es an den Dornen erstickt war.«

Die Therapie

Die Behandlung der Wahl ist bis heute die Psychotherapie, und zwar im Rahmen von Einzel-, Gruppen- und Familientherapie. Im Vordergrund stehen psychodynamisch und lerntheoretisch orientierte Methoden, die nicht selten kombiniert werden. Es wird stationär, tagklinisch, teilstationär oder ambulant behandelt. Kriterien für die Indikation einer stationären intensiven Behandlung sind: lange Krankheitsdauer, gefährliches Ausmaß des Untergewichtes, Häufigkeit von Heißhungerattacken, Fixierung der essgestörten Symptomatik, gescheiterte ambulante Vorbehandlungen, Spannungen im familiären Bereich, die eine Gesundung im Elternhaus nicht mehr erwarten lassen können. Hinzu kommen andere psychiatrische Erkrankungen. Die stationäre oder teilstationäre Behandlung ist nur dann sinnvoll, wenn im Anschluss daran die psychotherapeutische Arbeit ambulant fortgesetzt wird.

Wir entwickeln am Max-Planck-Institut für Psychiatrie in München seit 1982 Behandlungsprogramme für Ess-Störungen. Unser therapeutisches Vorgehen orientiert sich an unserer täglichen Arbeit mit essgestörten Patientinnen und deren Angehörigen. Es wurde und wird im gegenseitigen Austausch immer wieder modifiziert. In den Grundzügen unseres therapeutischen Konzeptes lehnen wir uns eng an den von Kanfer, Reinecker und Schmelzer 1991 (Kanfer et al. 2000) entwickelten Selbstmanagementansatz an. Wir sehen den Menschen als selbstverantwortliches Wesen mit der Fähigkeit zur aktiven Beeinflussung des eigenen Lebens und wollen mit unserer Therapie dazu beitragen, dass die Patientinnen diese Ressourcen bei sich entdecken und fördern. Der selbst verantwortete Entschluss zur Veränderung mit der Bereitschaft zur Akzeptanz der gemeinsam vereinbarten Regeln des Zusammenseins in der Gruppe bilden den Ausgangspunkt der Behandlung. In den vergangenen Jahren hat sich das Konzept der Gruppenpsychotherapie in der Behandlung von Ess-Störungen durchgesetzt. Positive Gruppenerfahrungen korrigieren die krankheitsbedingten sozialen Defizite und bereiten somit entscheidende Schritte in Richtung einer sozialen Reintegration vor. Gerade bei jugendlichen Essgestörten stellt eine altersgemäße soziale Reintegration einen entscheidenden Faktor für eine dauerhafte Gesundung dar. Dies gilt vor allem deshalb, weil die Betroffenen häufig mit der Bewältigung der für sie anstehenden Entwicklungsaufgaben, wie beispielsweise der Distanzierung von den Eltern und Aufnahme von altersgemäßen Beziehungen überfordert sind, sodass hier von einem wesentlichen Rückfallfaktor auszugehen ist. Die Gruppe der Gleichaltrigen wirkt unterstützend und im Sinn eines Gruppengewichtes zu den häufig sehr engen und verstrickten Beziehungen innerhalb der Familie. In den vergangenen Jahren haben wir festgestellt, dass eine Gruppe aufgrund der Nutzung des Expertentums der Patientinnen von ihrer Erkrankung und der damit verbundenen Möglichkeit des Modell-Lernens einen umfassenderen und vielfältigeren Lernprozess ermöglicht als das Einzelsetting. Wir haben ein Konzept entwickelt, das innerhalb einer vorgegebenen zeitlichen Struktur an die individuellen Bedürfnisse der Patientinnen angepasst werden kann. Die therapeutische Arbeit erfolgt mit verbalen und schriftlichen Mitteln. Sie setzt auf der kognitiven, der künstlerisch-gestalterischen und der körperlich-expressiven Ebene sowie beim Essverhalten selbst an.

Das Therapiekonzept am TCE besteht aus:
→ einer Motivationsphase (4 Wochen)
→ einer tagklinischen Phase (4 Monate)
→ einer ambulanten Phase (4 Monate)
→ einer Ablösephase (4 Wochen)
Für jede dieser Phasen gilt: so viel professionelle Hilfe wie nötig – so viel Eigenverantwortung wie möglich.

Motivationsphase

Es dauert häufig sehr lange, nicht selten Jahre, bis die Patientinnen eine Therapie beginnen. Wird die Ess-Störung, Magersucht oder Bulimie, nicht als Krankheit erlebt, erscheint dies nur zu verständlich.

Aufzeichnungen von Patientinnen sprechen zwar von Verzweiflung, Angst, Ohnmacht, Aggressionen und Ambivalenz-Gefühlen, die sie aber nicht ohne weiteres als Krankheitszeichen interpretieren.

Aussagen von Betroffenen

»Manchmal empfinde ich eine vernichtende Verzweiflung und das Gefühl, untergehen zu müssen. Ich befinde mich in einem scheußlichen, grauen, öden, leeren und einsamen Niemandsland; ich bin schwach, mutlos, selbstunsicher, voller Komplexe. Es scheint alles so aussichtslos. Manchmal wünschte ich, ich wäre tot; warum bin ich nur zu feige, um Selbstmord zu begehen! Meine Angst wird immer größer. Ich glaube, nichts zu schaffen. Das Leben erscheint mir wie ein Rad, ein Rad, das alles fortreißt, aus dem man nicht herauskann, weil es unaufhaltsam läuft. Ich fühle mich wahnsinnigen Anforderungen ausgesetzt, die ich nicht erfüllen kann. Ich brauche Hilfe, und zwar schnell, bevor ich wirklich vollkommen krepiere. Aber ich habe Angst, dass alle Hilfe zu spät kommt und mich nicht mehr erreicht.«

»Eine Hülle wandert durch die Gegend, eine starre Schale, nach außen stahlhart, abweisend, abschreckend; die Schale wird immer dicker, härter, undurchdringlicher. Würde es gelingen, ein Loch zu bohren, dann käme Lebensluft ins Innere. Doch vermag niemand ein Loch zu bohren und nichts vermag den Eisblock zum Schmelzen zu bringen. Ich muss das Loch von innen bohren, nur ich kann das. Wenn ich von innen kämpfe und Lichter von außen kommen, dann wird es möglich sein, den Panzer zu sprengen. Aber zuerst muss ich anfangen, den ersten Schritt muss ich machen, auch wenn ich Angst habe, entsetzliche Angst; auch wenn es mir kotzübel ist. Ich will die Chance wahrnehmen. Ich will aufhören, mein Leben mit Seilen, Stricken und Eisenketten festzubinden und abzusichern. Ich hasse dieses Leben in absoluter

Unfreiheit, wo es keine Gefühle und keine Identität mehr gibt. Da ist jemand, der mir Mut macht abzuspringen; er vertraut mir, dass ich es schaffe; er wird mich auffangen, falls ich abstürze. Das ist einmalig, so eine Chance kommt so schnell nicht wieder. Jetzt oder nie. Ich will mich fallen lassen.«

»Warum spucke ich nicht alles wieder aus, alles, was ich reingefressen habe, spucke es nicht denen ins Gesicht, die meinen, ich brauche diese Nahrung einzig und allein und sonst nichts, obwohl ich anderes viel notwendiger bräuchte. Oh Illusion meiner Eltern. Wenn sie isst, geht es ihr gut, wenn sie hungert, geht es ihr schlecht. Dann müssen wir sie zum Psychiater schleppen; dann hat sie einen Knacks, der muss beseitigt werden, damit sie wieder in unsere Idealfamilie passt. Wenn sie isst, braucht sie keinen Psychiater; dann muss sie auch nicht in die Klinik, egal, wie schlecht es ihr geht.«

Das erste Gespräch mit einem Therapeuten im TCE dient der Diagnosestellung mit einem kurzen Überblick über Krankheitsverlauf und persönliche Lebenssituation sowie der Informationsvermittlung über die Therapie am TCE. Die Bereitschaft einer Patientin zur Therapie, ihre Therapiemotivation, hat für uns entscheidende Bedeutung. Fehlt eine Bereitschaft völlig, lassen wir sie wieder gehen aus der Überzeugung, dass eine Psychotherapie gegen den Willen eines Menschen nicht möglich ist. Wir sind allerdings auch dann bemüht, den Betroffenen deutlich zu machen, dass sie sich jederzeit wieder an uns wenden können, wenn sie eine Behandlung wünschen. Erinnern wir uns an die Ideologie der Magersüchtigen, so wird die breite Kluft zwischen ihnen und den Therapeuten deutlich, die sie als krank identifizieren und behandeln wollen. Über einen langen Zeitraum ist die Magersucht für die Betroffenen Lebenssinn und Lebensinhalt. Sie ist Gradmesser ihrer Persönlichkeit und Leistungsfähigkeit, bedeutet Macht und Stärke, nicht aber Krankheit.

»Ich wehrte mich mit Händen und Füßen dagegen, in eine Behandlung zu gehen, noch dazu in eine Klinik. Ich setzte eine stationäre Behandlung gleich mit einer Art Gefängnis und Freiheitsentzug. Ich hatte die Vorstellung, dass man mich dort sowieso nur mästen würde und sonst gar nichts. Ich wollte mir meine Magersuchtwelt nicht nehmen lassen, eine Welt, in der ich sicher war, in der ich Bestätigung fand und wo mir keiner dreinreden konnte. Wenn ich mich auch manchmal in schlimmen Zeiten so schwach fühlte, dass ich glaubte, ohnmächtig zu werden, so empfand ich trotzdem das Gefühl der Überlegenheit. Ich hatte etwas Besonderes, etwas, das niemand nachempfinden konnte; ich konnte etwas, was die anderen nicht konnten: Ich konnte aufs Essen verzichten. Ich war stärker als alle anderen. Die anderen kamen mir oft vor wie Tiere, die sich gegen den Trieb Nahrung nicht zu wehren wissen.«

Später, wenn das Negative der Ess-Störung überwiegt, haben nicht wenige das Gefühl, allein Schuld an ihrer Misere zu sein. Sie lehnen darum professionelle Hilfe ab aus der Überzeugung, sich allein helfen zu müssen. Selbst bei denen, die schließlich einer Behandlung zustimmen, ist die Motivation keineswegs in jedem Fall so stabil und tragfähig, wie sie als Basis für eine Psychotherapie notwendig wäre. Zu den fragwürdigen Motiven können u. a. zählen:

– dem Druck der Eltern nachgeben und sich ihnen zuliebe behandeln lassen;
– in eine Behandlung gehen aus Opposition gegen die Eltern;
– in der Psychotherapie etwas Exklusives, nicht aber einen Weg zur Bewältigung der Krankheit sehen;
– nur Teilbereiche der Krankheit überwinden wollen;
– den Beweis erbringen wollen, dass es keine Hilfe gibt.

Was aber ist eine angemessene Therapiemotivation? Es wäre überheblich, wollte ein Therapeut in einem ersten Gespräch darüber befinden. Es wäre aber auch eine Überforderung des Patienten, würde man die »richtige« Motivation zur Voraussetzung für die weitere Behandlung machen. Motivation zur Änderung erfordert bei vielen ein neues Verständnis der Krankheit und eine Vorstellung von dem therapeutischen Angebot und den eigenen Handlungsmöglichkeiten. Die Motivation zur Therapie, zu weiteren Änderungen bleibt ein Thema im Verlauf der gesamten Therapie. Am Anfang ist nicht Beurteilung der Motivation das Problem, sondern die Hilfestellung beim Aufbau einer verbesserten Motivation.

Die Motivationsphase beginnt im Durchschnitt einige Wochen nach dem Erstgespräch und besteht aus einer wöchentlich stattfindenden zweistündigen Gruppensitzung. Die Gruppe umfasst 24 Patientinnen mit den Diagnosen Anorexia nervosa, Bulimia nervosa oder Binge-Eating-Störung. Die Patientinnen werden über Inhalte und Ziele der Therapie informiert. Wir machen sie mit dem Therapiekonzept, den Grundsätzen unserer Behandlung und unseren Erwartungen an ihre Kooperationsbereitschaft vertraut. An den Sitzungen nehmen auch in der Therapie bereits fortgeschrittene Patientinnen teil. Es hat sich bewährt, Gruppen mit Patientinnen verschiedener Therapiephasen zu mischen. Die Fortgeschrittenen kennen noch die Ängste und Unsicherheiten vor der eigenen Therapie. Sie kennen die Verleugnungstendenzen und Illusionen und sie können aus erster Hand über den Ablauf der Therapie reden.

»Die Beispiele anderer zeigten mir einerseits, wie sehr mich diese Krankheit zerstören könnte, die ›Fortgeschrittenen‹ machten mir aber andererseits Mut für einen Weg aus der jetzigen verfahrenen Situation.«

»Während ich mich zu dieser Zeit verkrampft und angespannt unter dem Joch der Symptome fühlte, motivierten mich die ›Fortgeschrittenen‹ durch ihr gelöstes Verhalten und ihr sicheres Auftreten. Dies ist es mir wert, dass ich mich auf den beschwerlichen, langen Weg der Behandlung begeben will.«

Überraschend ist das Ausmaß der Hilfe durch Mitpatientinnen und »Fortgeschrittene«. Wie schwer wäre es für einen Therapeuten, ähnliche Sichtweisen in ersten Einzelsitzungen zu vermitteln! Zu leicht könnte eine Patientin in den Aussagen des Therapeuten nur eine Fortsetzung des elterlichen Argumentierens und des Drucks sehen – was wiederum vielfach erprobte Abwehrhaltungen provozieren würde. Mitpatienten haben es einfacher. Die »Fortgeschrittenen« sind nicht nur Hilfe für die »Neuen«, sondern die Mitarbeit in den Gruppen wird auch für die »Fortgeschrittenen« zum therapeutischen Hilfsmittel. Der eigene Weg wird bestätigt. Statt ausschließlicher Selbstbeschäftigung kann soziale Zuwendung erprobt werden; die Vielfalt der Wege in die Krankheit und aus der Krankheit wird im Austausch mit den »Neuen« wieder lebendig.

Jede Patientin entscheidet sich vor dem Hintergrund des ihr vermittelten Wissens über unser Krankheitsverständnis, die Therapiebausteine sowie die Rahmenbedingungen des TCE am Ende dieser Phase für oder gegen eine Therapie bei uns. Ausdruck der Bereitschaft, an dieser Therapie teilzunehmen, ist die Unterzeichnung eines Therapievertrages. Diese schriftliche Erklärung ist Voraussetzung zur Teilnahme an der anschließenden Tagklinik-Phase.

Verhaltenstherapeutische Arbeitsmodelle

Unsere erste therapeutische Aufgabe sehen wir darin, den Betroffenen deutlich zu machen, dass sie es sind, die sich essgestört verhalten (hungern, Nahrung verschlingen, erbrechen), und dass sie es sind, die dieses Verhalten aufgeben müssen, wollen sie die Krankheit überwinden. Nicht wir Ärzte/Therapeuten können heilen, sondern die Betroffenen selbst müssen Fehlverhalten verlernen und »gesundes« Verhalten neu lernen. Allerdings ist es Aufgabe der Therapeuten, zu motivieren und Mut zu machen und nach konstruktiven Alternativen zu den selbstzerstörerischen Ess-Störungen zu suchen. Sie müssen begreiflich und transparent machen, wie und warum es zu dem Fehlverhalten gekommen ist und welche Möglichkeiten und Wege es gibt, Verhalten, Denken und Wahrnehmen zu verändern. Als Basis für eine konstruktive Zusammenarbeit zwischen Therapeuten und Patientinnen halten wir es für unumgänglich zu signalisieren, wie schwer es sein muss, eine Krankheit aufzugeben, die über lange Zeit Lebenssinn und -inhalt war.

Voraussetzung für ein eigenverantwortliches Handeln der Patientinnen und Patienten ist ein umfangreiches Wissen um die eigenen Probleme und Krankheitssymptome sowie deren aufrechterhaltende Bedingungen. In den neuen Konzepten verhaltenstherapeutischer Gruppenarbeit nehmen daher Informationsvermittlung und so genannte psychoedukative Ansätze einen zentralen Raum ein. Die Weitergabe von Expertenwissen über Entstehung, Verlauf und Behandlung einer psychischen Störung an diejenigen, die es betrifft, ist ein besonders wichtiges Anliegen einer modernen Verhaltenstherapie und unterscheidet sie grundlegend von den übrigen Psychotherapieverfahren.

Essgestörte Patientinnen sind in aller Regel gefährlich lange nicht motiviert, ihr Fehlverhalten aufzugeben, auch dann nicht, wenn die positiven Aspekte der Krankheit wie Bewunderung, Macht und Stärke, längst weit in den Hintergrund getreten sind und die negativen Konsequenzen der Krankheit (Einsamkeit, Isolation, Depression, körperliche Beschwerden) das Leben beherrschen. Die Aufgabe der Symptome ist für viele Betroffene verbunden mit extremer Angst, das Einzige, was sie zu besitzen glaubten und über das sie Kontrolle ausüben konnten, hergeben zu müssen. »Mein Körper, der hat mir gehört und mit dem konnte ich machen, was ich wollte, und wenn ich mich zu Tode gehungert hätte, da konnten mir meine Eltern nicht dreinreden.«

Absolute Transparenz im therapeutischen Vorgehen fördert nach unserer Überzeugung und Erfahrung das Vertrauen essgestörter Menschen für ein therapeutisches Arbeitsbündnis und die Motivation, krankheitsspezifisches Denken, Glauben und Verhalten zu verändern.

Wir sehen u. a. in dem ABC-Störungsmodell der rational-emotiven Therapie (RET) von Ellis (1997) ein praktikables Arbeitsmodell zur kognitiven Umstrukturierung. Das Modell macht Auswirkungen von angemessenen und unangemessenen Gedanken und Überzeugungen auf Verhalten und Gefühle transparent. Nicht die aktivierenden oder konkreten Ereignisse (A) in unserem Leben führen zu Konsequenzen auf der Gefühls- oder Verhaltensebene, sondern unsere persönliche, subjektive Bewertung (B) einer Situation oder eines Ereignisses.

A (activating events)	**B** (beliefs)	**C** (consequences)
Auslösende Ereignisse	Bewertungen	Konsequenzen Überzeugungen

Bewertungen lassen sich nach Ellis in rationale (RB) und irrationale (IB) Bewertungen einteilen. Irrationale Bewertungen führen zu psychischen Störungen. Sie sind nicht wahr, stellen eine Forderung dar, führen zu gestörten Gefühlen, sind ein Hindernis für die Erreichung eines Ziels.

Beispiele:

A	B	C
Kein Anruf auf dem Anrufbeantworter	Niemand denkt an mich Niemand mag mich Ich werde immer allein sein	Fressanfall

A	B	C
Vor einer Prüfung	Ich kann nichts Ich bin eine Versagerin Wenn ich durchfalle, bin ich verloren Das Einzige, was ich kann, ist hungern	Null-Diät Joggen

Es ist lohnend, Gedanken, die meist automatisch ablaufen, mittels des ABC-Modells auf reale oder irreale Bewertungen hin zu überprüfen.

Liegt unseren Bewertungen von Situationen oder Ereignissen ein so genanntes dichotomes Denken, das heißt, extreme Beurteilungskriterien (schwarz-weiß, gut oder schlecht) zugrunde, neigen wir zum Katastrophisieren – es wird schief gehen, ich werde versagen – oder zur Übergeneralisierung – immer, jedes Mal, niemals. Wandeln wir jedoch solche irrealen Bewertungen in reale um, werden wir erkennen, dass wir damit in der Lage sind, die negative Konsequenz (also das negative C) in eine positive Konsequenz (also in ein positives C) zu verwandeln.

Wir motivieren unsere Patientinnen im Verlauf der Therapie, sich das ABC-Modell so zu Eigen zu machen, dass sie in kritischen Situationen, in denen gedanklich fast automatisch die vertraute negative Bewertung ablaufen will, innehalten und das negative B in ein positives B umwandeln. Dieses Vorgehen bewährt sich besonders in Rückfallgefahr-Situationen.

Ein weiteres Modell setzen wir ein, um den Patientinnen zu veranschaulichen, was die Bedingungen waren, die zu ihrer Erkrankung geführt haben, und welche Bedingungen heute die Ess-Störung aufrechterhalten. Es handelt sich dabei um das so genannte S-O-R-C-Schema.

S =	Stimulus/Situation, Auslöser einer bestimmten Reaktion
O =	Organismusvariable, d.h. Persönlichkeit eines Menschen (Eigenschaften, Gewohnheiten, Einstellungen, Lerngeschichte …)
R =	Reaktion auf eine Situation, z.B. Entwicklung einer Ess-Störung
C =	Konsequenz des Symptoms: positiv (kurzfristig), negativ (langfristig)

S	Meine Schwester nimmt ab und zieht von zu Hause aus. Die Beziehung zwischen ihr und meiner Mutter wird immer enger.
O	Ich bin dicker und hässlicher als meine Schwester. Ich bin weniger wert. Ich kann nichts. Meine Eltern lieben meine Schwester mehr als mich. Ich will so sein wie meine Schwester.
R	Ich fühle mich hässlich und unwohl. Ich versuche, in der Schule besser zu sein als meine Schwester. Ich hungere, mache Diäten. Ich fühle mich unsicher, will meine Gefühle verbergen, keine Schwäche zeigen. Ich distanziere mich von allen.

C	**Kurzfristig:** Rückzug, Dünnsein, abnehmen. Höherer Selbstwert, Kontrolle. Anerkennung. **Langfristig:** Ich übergehe mich, nehme mich nicht mehr wahr. Periode bleibt aus. Einsamkeit, Angst vor Nähe. Magersucht.

S	Meine Eltern streiten sich immer häufiger, meine Mutter wird immer depressiver und ich kann mich immer weniger abgrenzen.
O	Ich bin schuld, weil ich ihr nicht helfen kann. Ich bin überflüssig und gehe jedem nur auf die Nerven. Mir darf es nicht gut gehen, wenn es meiner Mutter nicht gut geht. Ich finde mich schrecklich, ich bin es nicht wert, dass ich esse, dass ich lebe.
R	Weglassen von Süßigkeiten. Dann immer radikaleres Hungern, nur noch Lernen für die Schule.
C	**Kurzfristig:** Gewichtsverlust, besseres Körpergefühl. Leistungssteigerung in der Schule. **Langfristig:** Rückzug, Traurigkeit, Magersucht.

S	Gefühle wie Alleinsein und Leere werden so schlimm in der Schule, dass ich die Schule wechsle für einen Neuanfang. Doch die alten Muster und Gedanken tauchen dort genauso wieder auf. Außerdem bin ich unglücklich/hoffnungslos verliebt in einen Typen aus der neuen Schule.

O	Ich bin unfähig, Freundschaften zu knüpfen. Ich bin eine Streberin, uncool, uninteressant, Prellbock, unbeliebt, Außenseiterin. Alle lästern über mich. Keiner mag mich. Der Typ interessiert sich nicht für mich, weil ich zu dick, zu hässlich, zu uncool etc. bin. Niemand hat mich lieb. Ich muss Topleistungen bringen, damit meine Familie mich mag, aber dann mag mich niemand mehr aus der Schule (Streberin). Ich habe versagt, weil ich mein Hungern nicht mehr durchhalte.
R	Frustfressen und dann Kotzen zur Kompensation. Ich habe versucht, es allen recht zu machen und immer möglichst lieb und nett zu sein, damit sie mich ja nicht hassen. Viel lernen, um Topleistungen bringen zu können. Wut, Frust, Trauer, Selbsthass, Verzweiflung über meine Situation in der Schule durch aggressives Verhalten meiner Familie gegenüber wettgemacht.
C	**Kurzfristig:** Kurzzeitige Befriedigung durch Fressanfälle. **Langfristig:** Bulimie. Selbsthass, Selbstverletzung. Gefühl des völligen Alleinseins. Minderwertigkeitsgefühle. Aggressionen gegen mich und meine Familie. Hysterische Anfälle, wenn ich nicht meinem Leistungs- und Vorstellungsdenken entsprochen habe.

Gewicht

Die meisten Patientinnen haben zu Beginn der Therapie definitive Vorstellungen über ihr anzustrebendes »Ideal- oder Traumgewicht«, was sie zunächst keinesfalls aufgeben wollen. In aller Regel sind bei Ideal- und Traumgewichtsvorstellungen Schönheits- und Schlankheitsideal ausschlaggebend, nicht aber individuelle, konstitutionelle und biologische Faktoren. Dabei ist es für magersüchtige Frauen geradezu eine Horrorvision, eine bestimmte »magische« Gewichtszahl, z.B. 50 kg, zu überschreiten.

Wir bemühen uns ebenso verständnisvoll wie bestimmt, magersüchtige Patientinnen von unrealistischen krankhaften Vorstellungen in Bezug auf ihr Zielgewicht abzubringen.

Bulimische Frauen, die oft erhebliche Gewichtsschwankungen im Verlauf ihrer Erkrankung zu verzeichnen haben (5 bis 10 kg), streben nicht selten zunächst eine Gewichtsreduktion in der Therapie an. Unser primäres Ziel ist hingegen, dass auch sie wieder lernen, über den Tag verteilt angemessene Nahrungsmengen zu sich zu nehmen, um so ein Gewicht zu erreichen, das stabil bleibt und ihrer Konstitution entspricht.

Übergewichtige Frauen sind oft entsetzt, wenn sie hören, dass wir für sie eine Gewichtsabnahme von nur 500 g pro Woche anstreben. Mit ihrer Crash-Diäten-Erfahrung haben sie andere Abnehmdimensionen vor Augen. Wir versuchen ihnen zu vermitteln, dass unser Essprogramm zum Ziel hat, dass sie dauerhaft ihre Nahrungszufuhr umstellen und gleichzeitig mehr Bewegung in ihr tägliches Leben bringen müssen.

Das Maß aller Dinge in Bezug auf das Gewicht ist international derzeit der BMI (Body-Mass-Index) nach der Formel:

BMI = Gewicht in Kilogramm geteilt durch Größe in Metern zum Quadrat

Anzustreben ist für einen Erwachsenen ein BMI von 19 bis 24 für Frauen und 20 bis 25 für Männer.

Das Körpergewicht ist eine biologische Größe. Sie unterliegt einer zentralen Steuerung, von der wir einige Details genau kennen, aber noch nicht den gesamten Mechanismus. Deshalb setzen wir unsere Patientinnen davon in Kenntnis, dass wir heute noch nicht in der Lage sind, das individuelle biologisch sinnvolle Gewicht eines Menschen zu bestimmen, auch wenn Begriffe wie Idealgewicht (Ideal Body Weight, IBW) oder auch Set-Point-Gewicht gebräuchlich sind. Wir benutzen die Bezeichnung »Set-Point-Gewicht« als eine Hilfskonstruktion für ein eigenveranwortliches, stimmiges Umgehen mit dem eigenen Gewicht.

Im BMI ist der Bereich des Normalen für das Empfinden Essgestörter, vor allem für Magersüchtige, unerträglich groß. Wir behelfen uns deshalb in der tagklinischen Phase zusätzlich zum BMI mit den Gewichtstabellen einer amerikanischen Versicherungsgesellschaft, in denen, getrennt nach Frauen und Männern, zu jeder Körpergröße ein Idealgewicht angegeben ist. In 5%-Schritten lässt sich außerdem der Prozentsatz des Idealgewichtes ablesen. Wir benutzen diese Tabellen mit allen Vorbehalten.

In der Tagklinik-Phase definieren wir als ersten Schritt für stark untergewichtige Patientinnen ein Gewicht, das bei 90% IBW liegt (s. Tabelle). Selbstverständlich streben wir aber dauerhaft auch für magersüchtige Patientinnen ein »Zielgewicht« an, welches im Normalbereich des BMI liegt.

Größe	Ideal	5%	10%	15%	20%	25%	30%	35%	40%	45%	50%	55%
148	46,4	44,1	41,8	39,4	37,1	34,8	32,5	30,2	27,8	25,5	23,2	20,9
149	46,8	44,5	42,1	39,8	37,4	35,1	32,8	30,4	28,1	25,7	23,4	21,1
150	47,3	44,9	42,6	40,2	37,8	35,5	33,1	30,8	28,4	26,0	23,7	21,3
151	47,8	45,4	43,0	40,6	38,2	35,9	33,5	31,1	28,7	26,3	23,9	21,5
152	48,3	45,9	43,5	41,1	38,6	36,2	33,8	31,4	29,0	26,6	24,2	21,7
153	48,9	46,5	44,0	41,6	39,1	36,7	34,2	31,8	29,3	26,9	24,5	22,0
154	49,4	46,9	44,5	42,0	39,5	37,1	34,6	32,1	29,6	27,2	24,7	22,3
155	49,9	47,4	44,9	42,4	39,9	37,4	34,9	32,4	29,9	27,5	25,0	22,5
156	50,5	48,0	45,5	42,9	40,4	37,9	35,4	32,8	30,3	27,8	25,3	22,7
157	51,0	48,5	45,9	43,4	40,8	38,3	35,7	33,2	30,6	28,1	25,5	23,0
158	51,6	49,0	46,4	43,9	41,3	38,7	36,1	33,5	31,0	28,4	25,8	23,2
159	52,1	49,5	46,9	44,3	41,7	39,1	36,5	33,9	31,3	28,7	26,1	23,5
160	52,6	50,0	47,3	44,7	42,1	39,5	36,8	34,2	31,6	28,9	26,3	23,7
161	53,2	50,5	47,9	45,2	42,6	39,9	37,2	34,6	31,9	29,3	26,6	23,9

Größe	Ideal	5%	10%	15%	20%	25%	30%	35%	40%	45%	50%	55%
162	53,9	51,2	48,5	45,8	43,1	40,4	37,7	35,0	32,3	29,7	27,0	24,3
163	54,5	51,8	49,1	46,3	43,6	40,9	38,2	35,4	32,7	30,0	27,3	24,5
164	55,1	52,4	49,6	46,8	44,1	41,3	38,6	35,8	33,1	30,3	27,6	24,8
165	55,8	53,0	50,0	47,4	44,6	41,9	39,1	36,3	33,5	30,7	27,9	25,1
166	56,6	53,8	50,9	48,1	45,3	42,5	39,6	36,8	34,0	31,1	28,3	25,5
167	57,4	54,5	51,7	48,8	45,9	43,1	40,2	37,3	34,4	31,6	28,7	25,8
168	58,1	55,2	52,3	49,4	46,5	43,6	40,7	37,8	34,9	32,0	29,1	26,2
169	58,8	55,9	52,9	50,0	47,0	44,1	41,2	38,2	35,3	32,3	29,4	26,5
170	59,5	56,5	53,6	50,6	47,6	44,6	41,7	38,7	35,7	32,7	29,8	26,8
171	60,2	57,2	54,2	51,2	48,2	45,2	42,1	39,1	36,1	33,1	30,1	27,1
172	60,9	57,9	54,8	51,8	48,7	45,7	42,6	39,6	36,5	33,5	30,5	27,4
173	61,7	58,6	55,5	52,5	49,4	46,3	43,2	40,1	37,0	33,9	30,9	27,8
174	62,4	59,3	56,2	53,0	49,9	46,8	43,7	40,6	37,4	34,3	31,2	28,1
175	63,1	60,0	56,8	53,6	50,5	47,3	44,2	41,0	37,9	34,7	31,6	28,4
176	63,8	60,6	57,4	54,2	51,0	47,9	44,7	41,5	38,3	35,1	31,9	28,7
177	64,5	61,3	58,1	54,8	51,6	48,4	45,2	41,9	38,7	35,5	32,3	29,0
178	65,2	61,9	58,7	55,4	52,2	48,9	45,6	42,4	39,1	35,9	32,6	29,3
179	65,9	62,6	59,3	56,0	52,7	49,4	46,1	42,8	39,5	36,3	33,0	29,7
180	66,7	63,4	60,0	56,7	53,4	50,0	46,7	43,4	40,0	36,7	33,4	30,0
181	67,4	64,0	60,7	57,3	53,9	50,6	47,2	43,8	40,4	37,1	33,7	30,3
182	68,1	64,7	61,3	57,9	54,5	51,1	47,7	44,3	40,9	37,5	34,1	30,7
183	68,8	65,4	61,9	58,5	55,0	51,6	48,2	44,7	41,3	37,8	34,4	31,0
184	69,5	66,0	62,6	59,1	55,6	52,1	48,7	45,2	41,7	38,2	34,8	31,3
185	70,2	66,7	63,2	59,7	56,2	52,7	49,1	45,6	42,1	38,6	35,1	31,6

Ernährungslehre

Da essgestörte Patientinnen unserer Erfahrung nach zwar meistens
ein selektives Kalorienwissen haben, aber wenig Vorstellung von
den einzelnen Bestandteilen in den Nahrungsmitteln und deren Bedeutung, gehört es zu unserem Konzept, wenigstens über Grund-
sätzliches in der Ernährung zu informieren:

Der biologische Sinn von Nahrung besteht in der Zufuhr von
Energie und Nährstoffen. Die Energiezufuhr sollte sich zu 50 bis
60% aus Kohlenhydraten, zu 20 bis 30% aus Fetten und zu 15 bis
20% aus Eiweiß zusammensetzen. Die so genannten Makronähr-
stoffe Kohlenhydrate, Fette und Eiweiß haben jeweils einen unterschiedlichen Energiegehalt: Der physiologische Brennwert pro 1 g
Nährstoff beträgt für Kohlenhydrate wie für Eiweiß 4,1 kcal
(17,2 kJ), für Fett 9,3 kcal (38,9 kJ).

Kohlenhydrate sind für unsere Ernährung ganz besonders wichtige Nährstoffe, deren wesentliche Funktion die Energielieferung
für die Körperzellen darstellt. Wir unterscheiden einfache Kohlenhydrate wie Traubenzucker und Fruchtzucker von komplexen Kohlenhydraten. Die komplexen Kohlenhydrate sind von großer Bedeutung, weil sie ein andauerndes Sättigungsgefühl vermitteln. Sie
sind in den Grundnahrungsmitteln Getreide und Getreidepro-
dukte, Brot und Backwaren, Teigwaren, Reis und Kartoffeln enthalten. Das Kohlenhydrat Glucose (Traubenzucker) ist für die Zellen
unseres Gehirns absolut notwendig; der tägliche Bedarf des Gehirns
an Glucose beträgt etwa 140 g und nur nach langem Hungern akzeptiert das Gehirn auch andere Energiestoffe.

Ballaststoffe sind Kohlenhydrate, die daneben andere, für den
Menschen unverdauliche Verbindungen enthalten, u.a. Getreide,
Brot, Hülsenfrüchte (wie Bohnen oder Linsen). Die empfohlene
Menge an Ballaststoffen liegt bei täglich 30 g. Eine wichtige Funktion der Ballaststoffe ist neben der Förderung des Sättigungsgefühls
ihre Quellfähigkeit, die einen regelmäßigen Stuhlgang gewährleis-
tet.

Fette nehmen wir sowohl in Form tierischer Produkte (u.a. in
Fleisch, Fisch, Wurst, Milchprodukten) als auch in Form pflanzli-

cher Produkte (Öle aus Getreidekeimen, Nüssen oder Samen) zu uns. Fette als Bestandteil einer bedarfsgerechten Ernährung sind z.B. wichtig für den Prozess der Sättigung. Nahrungsfett dient als Energiespeicher im Fettgewebe, aber auch für die Aufnahme der fettlöslichen Vitamine A, E, D und K. Weiterhin gibt es Fettsäuren, die unser Organismus nicht selbst herzustellen vermag, sodass diese so genannten essenziellen (unentbehrlichen) Fettsäuren, die vor allem in Pflanzenölen und Fisch enthalten sind, über die Nahrung zugeführt werden müssen.

Die Bedeutung des Makronährstoffs Eiweiß besteht in seiner Funktion als Baustoff der Körperzellen, die einer ständigen Erneuerung unterliegen. Es sind heute 20 verschiedene Aminosäuren als Bausteine der Eiweiße bekannt; bei Erwachsenen müssen zehn essenzielle Aminosäuren mit der Nahrung zugeführt werden, da sie vom Organismus nicht in ausreichendem Umfang hergestellt werden können.

Im Gegensatz zu den Makronährstoffen liefern die Mikronährstoffe (Vitamine, Mineralstoffe und Spurenelemente) keine Energie, sondern sie stellen für den Stoffwechsel unentbehrliche Nahrungsbestandteile dar.

Bei den Vitaminen unterscheidet man fettlösliche (Vitamin A, D, E und K) und wasserlösliche Vitamine (Vitamin B_1, B_2, B_6, B_{12}, C, Niacin, Pantothensäure, Folsäure, Biotin). Da der Organismus auf die Zufuhr der meisten Vitamine angewiesen ist und die ungenügende Zufuhr zu Mangelzuständen führen kann, sollten täglich Obst und Gemüse zu einer bedarfsgerechten Mischkost gehören.

Zu den Mineralstoffen gehören Natrium, Kalium, Calcium, Phosphat, Chlorid und Magnesium, zu den Spurenelementen zählen Blei, Cadmium, Chrom, Eisen, Jod, Kobalt, Kupfer, Lithium, Mangan, Molybdän, Nickel, Quecksilber, Rubidium, Selen, Vanadium und Zink. Auch Mineralstoffe und Spurenelemente müssen mit der Nahrung aufgenommen werden; bei unzureichender Aufnahme können sich Mangelerscheinungen entwickeln. Nur eine vielseitige Ernährung kann eine ausreichende Versorgung mit sämtlichen Mikronährstoffen gewährleisten.

Das Essprogramm

Am TCE gibt es eine bedarfsgerechte Mischkost ohne irgendeine Einschränkung in der Lebensmittelauswahl. Wir motivieren auch Patientinnen, die im Rahmen ihrer Ess-Störung zu Vegetariern geworden sind, an unserem üblichen Essen teilzunehmen. Jeder Patientin wird aber zugestanden, maximal zwei Nahrungsmittel, soweit sie nicht zu den Grundnahrungsmitteln gehören, »abzuwählen«, z.B. Fisch oder Oliven oder Paprika. Selbstverständlich wird auf jegliche Art von Lebensmittelallergie Rücksicht genommen.

Wir ernähren auch stark untergewichtige Patientinnen nicht über eine Magensonde, sondern wir motivieren sie dazu, Sondennahrung zu trinken. Alle anderen Patientinnen erhalten, ihrem Aufnahmegewicht entsprechend, Portion A, B oder C. Die Einteilung wird nach folgenden Kriterien vorgenommen:

❖ Patientinnen mit einem IBW < 90% essen Portion A,
❖ Patientinnen mit einem BMI, der dem Normalgewicht entspricht, essen Portion B,
❖ Patientinnen mit einem BMI > 25% essen Portion C.
❖ Bei Patientinnen mit einem Gewicht < 85% IBW wird die Essensmenge langsam auf Portion A (PA) gesteigert, damit sie sich stufenweise an größere Portionen gewöhnen können. Dies geschieht durch eine wöchentliche Steigerung der Essensmenge:

1. Woche: 1.000 kcal + 600 kcal Trinknahrung
2. Woche: PC + 600 kcal Trinknahrung
3. Woche: PB + 600 kcal Trinknahrung
4. Woche PA
(Hochkalorische Trinknahrung, die pro 100 ml 100 kcal enthält, gibt es in verschiedenen Geschmacksrichtungen, z. B. Vanille, Schoko, Mokka, Pfirsich. Erhältlich ist die Trinknahrung in Apotheken.)

Stündliche Ernährung: Haben magersüchtige Patientinnen Probleme mit der Größe der Essensportionen oder liegt die Gewichtszunahme bei weniger als 500 g/Woche, motivieren wir sie, etwa stündlich Nahrung in kleinen Mengen zu sich zu nehmen, und zwar z. B.:

08:30 Uhr: Frühstück PC
10:00 Uhr: 1 Glas Trinknahrung
11:00 Uhr: Zwischenmahlzeit/2. Frühstück PC
12:00 Uhr: Mittagessen PC
13:00 Uhr: 1 Glas Saft
14:00 Uhr: Zwischenmahlzeit/14-Uhr-Starter PC
15:00 Uhr: 1 Glas Trinknahrung
16:30 Uhr: Kaffeemahlzeit PC
18:00 Uhr: 1 Stück Obst
19:00 Uhr: Abendessen PC
20:00 Uhr: 1 Riegel Schokolade
21:00 Uhr: Spätmahlzeit/Gute-Nacht-Snack PC

Essensstruktur

Menschen mit einer Ess-Störung haben nicht nur jegliches Maß für Art, Menge und Zusammensetzung ihrer Nahrung verloren, sie essen auch ohne jegliche vernünftige physiologische Tageszeitabfolge. Somit ist es ein Grundgesetz unseres Essprogramms, dass eine vorgegebene Zeitstruktur für die Tagklinik-Phase in Bezug auf die Einnahme von Mahlzeiten eingehalten wird. Selbstverständlich gilt eine Strukturvorgabe nicht nur für die Tagklinik-Phase im TCE; irgendwann, irgendwo, irgendetwas oder auch nichts zu essen ist Basis jeder Ess-Störung.

Mahlzeiten-Tageszeitabfolge am TCE:

08:30 Uhr: Frühstück
11:00 Uhr: 2. Frühstück/Zwischenmahlzeit
12:00 Uhr: Mittagessen
14:00 Uhr: 14-Uhr-Starter/Zwischenmahlzeit
16:30 Uhr: Nachmittagskaffee/-tee
19:00 Uhr: Abendessen
22:00 Uhr: Gute-Nacht-Snack/Spätmahlzeit

Im Folgenden ist ein Tagesbeispiel für die Portionen A, B und C aufgeführt, danach eine Aufstellung der Energieverteilung bei sieben Mahlzeiten pro Tag:

Tagesbeispiel

	PA	PB	PC
1. Früh-stück	2 Scheiben Brot 15 gr Butter 2 TL Honig 1 Scheibe Käse Kaffee, Tee, Caro, Milch, Zucker	1^1/$_2$ Scheiben Brot 10 gr Butter 1 TL Honig 1 Scheibe Käse Kaffee, Tee, Caro, Milch, Zucker	1 Scheibe Brot 5 gr Butter 1 TL Honig Kaffee, Tee, Caro, Milch, Zucker
2. Früh-stück	1 Brezel 5 gr Butter 1/2 Glas Saft oder Saftschorle	1 Brezel 5 gr Butter	1 Brezel
Mittagessen	100 gr Fisch 70 gr Reis roh 150 gr Gemüse 100 gr Sauce 1 Schälchen Salat 150 gr Schoko- ladenpudding 1 Glas Mineral- wasser	100 gr Fisch 50 gr Reis roh 150 gr Gemüse 65 gr Sauce 1 Schälchen Salat 150 gr Schoko- ladenpudding 1 Glas Mineral- wasser	100 gr Fisch 30 gr Reis roh 150 gr Gemüse 40 gr Sauce 1 Schälchen Salat 100 gr Schoko- ladenpudding 1 Glas Mineral- wasser
Zwischen-mahlzeit (14 Uhr)	1 Apfel	1 Apfel	1 Apfel
Nachmittag (Kaffee-trinken, 16:30 Uhr)	1 Stück Rühr- kuchen (ca. 50 gr) 3 TL Sahne	1 Stück Rühr- kuchen (ca. 40 gr) 2 TL Sahne	^{1}/$_2$ Stück Rühr- kuchen (ca. 30 gr) 1 TL Sahne

Abendessen	1 Teller Suppe $1^1/_2$ Brötchen 15 gr Butter 1 Schälchen Salat	1 Teller Suppe 1 Brötchen 10 gr Butter 1 Schälchen Salat	1 Teller Suppe $^1/_2$ Brötchen 5 gr Butter 1 Schälchen Salat
Spätmahlzeit	2 Doppelkekse	$1^1/_2$ Doppelkekse	1 Doppelkeks

Energieverteilung bei 7 Mahlzeiten

Mahlzeit	% Gesamt-energie	PA	PB	PC	Zeit	Dauer
1. Früh-stück	20 %	520 kcal	400 kcal	320 kcal	08:00	30 Min.
2. Früh-stück	10 %	250 kcal	200 kcal	160 kcal	10:00	10 Min.
Mittag-essen	25 %	650 kcal	500 kcal	400 kcal	12:00	30 Min.
Zwischen-mahlzeit	5 %	130 kcal	100 kcal	80 kcal	14:00	10 Min.
Nach-mittag	10 %	260 kcal	200 kcal	160 kcal	16:30	30 Min.
Abend-essen	20–25 %	520–650 kcal	400–500 kcal	320–400 kcal	19:00	30 Min.
Spätmahl-zeit	5–10 %	130–260 kcal	100–200 kcal	80–160 kcal	22:00	10 Min.
Gesamt-energie		**2.600 kcal**	**2.000 kcal**	**1.600 kcal**		

Gewichtskontrolle/Wiegen

Während der ersten vier Therapiewochen wiegen sich alle Patientinnen täglich, von der fünften bis zur achten Therapiewoche dreimal pro Woche (montags, mittwochs, freitags); von der neunten bis zwölften Therapiewoche findet das Wiegen zweimal wöchentlich (Montag und Freitag) statt. Während der letzten vier Wochen in der Tagklinik wiegen sich die Patientinnen einmal pro Woche (montags).

Beim Wiegen ist eine Krankenschwester oder Diätassistentin anwesend, um die Gewichte zu notieren, die dann in die Gewichtsverläufe in der Patientenakte eingetragen werden. Die Patientinnen wiegen sich in Unterwäsche, ohne Schmuck, Haarspangen etc. Das Wiegen erfolgt morgens nüchtern. Hat eine Patientin vor dem Wiegen schon Flüssigkeit zu sich genommen, gibt sie die Menge an; diese Trinkmenge wird dann vom Nüchterngewicht abgezogen.

Jede Patientin führt ihre individuelle Gewichtskurve. In diese Kurve tragen die Patientinnen jeden Montag ihr Gewicht ein; so ergibt sich im Verlauf der Therapie eine Gewichtskurve. Die Gewichtskurven aller Patientinnen hängen an einer Pinwand im Wiegeraum, nach Tagklinik-Phase und ambulanter Phase getrennt. Anhand dieser Kurve können die Patientinnen ihren gesamten Gewichtsverlauf während der Therapie am TCE objektiv beurteilen. Sie geraten dadurch seltener in Gefahr, bei kurzfristigen Schwankungen mit Panik zu reagieren.

In der ambulanten Phase wiegen sich die Patientinnen alle zwei Wochen, wenn sie zur Ernährungstherapie ins TCE kommen. Auch wenn sie an der Ernährungstherapie nicht mehr teilnehmen, wiegen sich die Patientinnen weiterhin regelmäßig einmal pro Monat, solange sie am TCE in Behandlung sind. Darüber hinaus empfehlen wir, diese Wiegefrequenz auch für einen längeren Zeitraum beizubehalten, bis die Patientin das Gefühl hat, dass sich ihr Gewicht stabilisiert hat bzw. ihr »Set-Point« gefunden ist.

Abschiednehmen vom Symptom

Das bisher skizzierte Essprogramm ist zweifellos die Basis unserer Behandlung von Essgestörten, ob untergewichtig, bulimisch oder übergewichtig. Trotzdem reicht nach unserer Überzeugung eine Normalisierung des Gewichtes nicht aus. Alle anderen in den Symptomlisten aufgeführten krankhaften Verhaltensweisen und Praktiken wie Erbrechen, Abführmittelmissbrauch oder Einnahme entwässernder Medikamente, exzessiver Sport oder Bewegungsdrang rund um die Uhr – um nur einige zu nennen – werden alleine durch die Einhaltung des Essprogrammes oder das Transparentmachen der zugrunde liegenden Bedingungen nicht aus der Welt geschafft.

Es gilt die Regel, dass Rückfälle, wie z.B. Fressanfall oder Selbstverletzung, am folgenden Morgen in der Gruppe angesprochen werden. Gemeinsam werden dann Strategien zur Verhinderung künftiger Rückfälle diskutiert, z. B. bei »Fressdruck« Schreiben eines ABC mit Änderung der Negativ-Bewertung einer Situation. Eine weitere Möglichkeit besteht darin, eine andere Patientin anzurufen und deren Ratschlag zu befolgen. Eine Grundregel lautet, dass nicht den ganzen Tag über Essen, Gewicht, Figur oder Erbrechen geredet werden darf, sondern nur zu dafür vorgesehenen Zeiten (Morgentreff, Mittagskritik, Ernährungstherapie, Abendtreff).

Es hat sich zu Beginn der Therapie am TCE, in dem das gestörte Essverhalten besonders im Blickpunkt des Geschehens steht, ein Ritual entwickelt, das wir »Abschiednehmen vom Symptom« nennen. In einer Gruppensitzung gibt jede Patientin einen oder mehrere Gegenstände ab, die in ihrer Krankheit eine große Rolle gespielt haben und äußert sich dazu. Das können sein: Jeans in Kindergröße, Joggingschuhe bei exzessivem Sport, ein Gürtel, an dem das Dünnsein abgemessen wurde, Kalorientabellen, eine »Fresskleidung«, eine Körperwaage oder zu weit gewordene Kleidung. Im Sinne des ABC können u. a. zu enge Jeans, die immer wieder anprobiert werden, eine auslösende Situation dafür sein, dass an den von den Diätassistentinnen vorgegebenen Essensmengen eingespart wird.

Wir empfehlen sogar, soweit dies möglich ist, im häuslichen Milieu, im eigenen Zimmer Veränderungen vorzunehmen, um keine Assoziationen an das gestörte Verhalten zu wecken. So sollte z.B. das Fernsehgerät entfernt werden, vor dem regelmäßig die »Fressanfälle« stattgefunden haben. Nicht zuletzt weisen wir darauf hin, dass auch gehortete Medikamente (Abführmittel, entwässernde Medikamente) abgeliefert werden müssen.

Kontrollmaßnahmen im TCE

Bei Vorträgen und Diskussionen werden wir von Fachleuten immer wieder gefragt, wie sich die Patientinnen am TCE in Bezug auf eine Gewichtszu- oder -abnahme, das Einstellen der Fressattacken, des Erbrechens, des Abführmittelmissbrauchs oder extremer sportlicher Aktivitäten verhalten und welche Kontrollmaßnahmen wir durchführen. Die Tatsache, dass wir eine Tagklinik betreiben, beweist, dass wir von sonst üblichen Kontrollen wenig halten. Natürlich werden wir von der ein oder anderen Patientin »betrogen«, z.B. dass vor dem Wiegen Wasser getrunken oder am Essprogramm eingespart oder ein Rückfall nicht besprochen wird. Trotzdem schätzen wir, dass derartige Ereignisse selten sind und wenn, sich eher in den ersten Wochen ereignen. Tatsache bleibt – und das seit Jahren –, dass spätestens ab dem dritten Tag alle Patientinnen am Essprogramm teilnehmen und die vorgegebenen Portionen essen. Die wichtigste Kontrollfunktion übernimmt die Gruppe. Es kommt vor, dass die Gruppe bei der einen oder anderen Patientin, die sich über einen längeren Zeitraum nicht an die Vereinbarungen hält, eine Unterbrechung der Therapie, ein »Time-out« vorschlägt mit entsprechenden Auflagen, z.B. in 14 Tagen 1 kg zuzunehmen. Bemerkenswert ist, dass fast alle Patientinnen nach 14 Tagen unter Einhaltung der vereinbarten Bedingungen ins TCE zurückkehren. Meistens ist die Compliance, also das Halten vereinbarter Regeln, danach deutlich besser.

Selbstverständlich kommt es auch im TCE vor, dass trotz eingehender Information während der Motivationsphase einzelne Patientinnen die Behandlung in der Tagklinik-Phase vorzeitig beenden, allerdings wesentlich seltener, als dies in der Literatur angegeben wird.

Essprogramm im Verlauf der Tagklinik-Phase

In der Tagklinik-Phase nehmen die Patientinnen Frühstück, Mittagessen, Kaffee/Tee und zwei Zwischenmahlzeiten im TCE ein. Sie bekommen Vorgaben, was sie am Abend zu Hause einschließlich Gute-Nacht-Snack essen sollen. Für Patientinnen, denen es besonders schwer fällt, sich am Abend alleine oder in der Familie zu versorgen, besteht die Möglichkeit, in kleinen Gruppen ohne Therapeuten außerhalb des TCE (im Bereich unserer therapeutischen Wohngruppen) zusammen zu essen.

Auch bei der Durchführung des Essprogramms orientieren wir uns an dem Prinzip des Selbstmanagements nach Kanfer, d.h.: so viel professionelle Hilfe wie nötig und so viel Eigeninitiative der Patientinnen wie möglich! So tragen zu Beginn der Therapie die Diätassistentinnen die volle Verantwortung für die Durchführung des Essprogramms. Im Laufe der Behandlung aber geben sie diese schrittweise an die Patientinnen ab. In den letzten vier Wochen übernehmen die Patientinnen die Regie und die Diätassistentinnen stehen ihnen beratend bei Fragen zur Verfügung. Schließlich übernehmen die Patientinnen die Verantwortung voll und ganz. Sie planen die Mahlzeiten, kaufen ein und kochen eigenständig für sich und das gesamte Team.

Ernährungstherapiesitzungen

Zusätzlich zum »praktischen Teil« der Ernährungstherapie finden während der Tagklinik-Phase einmal pro Woche Ernährungstherapiesitzungen statt, die von zwei Diätassistentinnen geleitet werden.

Am Anfang der Therapie stehen das Symptomverhalten, die Gewichtsverläufe und Probleme mit dem Essen im Vordergrund. Zu Beginn jeder Sitzung werden die Gewichtstabellen der Patientinnen in Augenschein genommen, Verläufe besprochen sowie eventuell Änderungen der Essensmengen vorgenommen, falls die Zu- oder Abnahme 500 g pro Woche unter- oder überschreitet. Selbstverständlich hat jede Patientin in den Ernährungstherapiesitzungen die Möglichkeit, Rückfälle, Ängste bei der Gewichtszunahme und Körperveränderungen anzusprechen und nach Lösungsmöglichkeiten zu fragen. Im weiteren Verlauf werden dann Themen wie Büfett oder Kochgruppen, aber auch Schwierigkeiten beim Umsetzen des erlernten Essverhaltens besprochen; Symptome oder Diskussionen über das Gewicht treten mehr und mehr in den Hintergrund.

Eine wichtige Einrichtung innerhalb der Ernährungstherapie während der tagklinischen Phase ist die »Mittagskritik«, die täglich von 14:00 Uhr bis 14:30 Uhr stattfindet. Es handelt sich um eine Gruppensitzung, in der die Patientinnen ihre Schwierigkeiten beim Essen, Beobachtungen von Essverhalten und eventuelle Rückfälle ansprechen können und dazu Rückmeldungen von den Mitpatientinnen bekommen. In den ersten 14 Therapietagen wird die Sitzung jeweils von einer Diätassistentin geleitet, im weiteren Verlauf erfolgt die Supervision einmal pro Woche.

Nikotin und Alkohol

In den Räumen des TCE und im nahen Umfeld des Gebäudes gilt Rauchverbot. Diese Regel ist Teil unserer Vereinbarungen, die wir mit den Patientinnen vor Therapiebeginn am Ende der Motivationsphase treffen. Wir haben in früheren Jahren die Erfahrung gemacht, dass es vor allem bei bulimischen Patientinnen mit Einstellen des gestörten Essverhaltens zu einer deutlichen Zunahme des Zigarettenkonsums kommt. Aus diesem Grund bieten wir eine Raucher-Entwöhnungsgruppe an.

Es gibt im TCE auch keinen Alkohol zu trinken. Während der

Tagklinik-Phase werden die Patientinnen dazu angehalten, überhaupt keinen Alkohol zu konsumieren. Vor allem diejenigen, die während der bulimischen Phase Alkohol getrunken haben, um leichter erbrechen zu können, werden nachdrücklich auf die Gefahren der drohenden Abhängigkeit hingewiesen. Das Gleiche gilt natürlich auch für einen Missbrauch von Drogen aller Art. Bestehende Alkohol- und Drogenabhängigkeit sind eine Kontraindikation für eine Therapie am TCE.

Sich bewegen und entspannen

Für viele Menschen mit einer Ess-Störung, ob Magersucht oder Bulimie, steht das Symptom »exzessive Bewegung«, um Kalorien zu verbrauchen, an erster Stelle ihrer Symptomliste. Dahinter verbirgt sich Leistungssport jeglicher Art, wie z.B. Joggen, Marathonlauf, Surfen, Schwimmen, Radfahren oder auch stundenlanges Training in Fitness-Studios. Begleitet werden diese sportlichen Betätigungen von dem Bestreben, Ausdauer und Anstrengung möglichst weiter zu steigern und körperliche Schwächen zu ignorieren oder sie sogar mit noch härterem Training zu beantworten.

Hinzu kommt, dass Magersüchtige ihren Schlaf häufig auf ein Minimum reduzieren, üblicherweise sitzende Tätigkeiten im Stehen ausüben und wenn möglich von morgens bis abends auf den Beinen sind. Manche müssen sich etwa einen Apfel in der Schulpause dadurch »verdienen«, dass sie vorher in der Toilette 100 Kniebeugen machen, und das alles bei ohnehin stark reduzierter Kalorienzufuhr. Ein dazu konträres Verhalten zeigen Übergewichtige: Sie sitzen, wo immer es möglich ist, benutzen Rolltreppen und Fahrstühle, treiben keinerlei Sport und vermeiden überflüssige Bewegungen.

Die Therapie am TCE verfolgt mit dem dargelegten Essprogramm für alle Essgestörten das Ziel, die abnorme Kalorienzufuhr, ob zu wenig oder zu viel, zu normalisieren. Selbstverständlich muss alles versucht werden, auch den Kalorienverbrauch dem Ziel einer

Gewichtszunahme oder einer Gewichtsabnahme anzupassen, also das Ausmaß der Bewegungen zu reduzieren oder zu steigern.

Magersüchtige Patientinnen sollen ihren Bewegungsdrang, der sie von morgens bis abends in Atem hält, deutlich einschränken. Sportliche Aktivitäten mit Leistungssportcharakter sind vor allem bei starkem Untergewicht zunächst ganz einzustellen. Für übergewichtige Patientinnen gilt das Gegenteil: Wir versuchen, sie zu mehr Bewegung im täglichen Leben anzuregen wie Treppensteigen anstelle von Aufzugfahren, Radfahren anstelle von U-Bahn-Fahren, kleine Spaziergänge anstelle von Fernsehen. In Bezug auf sportliche Aktivitäten bieten wir Übergewichtigen zunächst ein wenig belastendes Bewegungsprogramm an, das allmählich gesteigert wird, wie z. B. ein definiertes Training am Fahrrad-Ergometer.

Bewegung nicht als Kalorien verbrauchende Muskeltätigkeit, sondern als Mittel zur Wahrnehmung des eigenen Körpers und zur Entspannung spielt in unserem Therapiekonzept eine wesentliche Rolle. Die meisten Essgestörten haben ein sehr problematisches, teilweise sogar feindliches Verhältnis zu ihrem Körper, das über die im DSM-IV für die Diagnose Anorexia nervosa geforderte Körperschemastörung weit hinausgeht. Ekelgefühle dem eigenen Körper gegenüber verhindern seine sinnliche Wahrnehmung, verbieten wohltuende Berührungen und führen zur Vermeidung seiner Pflege. Bewegungen, vor allem von Magersüchtigen, wirken oft erschreckend marionettenhaft, ungelenk und unharmonisch. Behutsame Übungen zur spielerischen Wahrnehmung des eigenen Körpers, vorsichtige Annäherungen an Gruppenmitglieder, Übungen zur Entspannung gehören ebenso zum Programm wie regelmäßige rhythmische Bewegungen und Tanz. Der therapeutische Alltag im Therapie-Centrum für Ess-Störungen beginnt mit Tanzen und endet mit Tanzen.

Für die Zeit nach der Behandlung im TCE raten wir unseren Patientinnen und Patienten, dass sie Sportarten, die zu ihren Symptomen gehört haben, wie z.B. Joggen, künftig vermeiden sollen. Gruppenspiele halten wir für weitaus geeigneter, dem Bewegungsdrang Essgestörter Raum zu geben, als Leistungssport jeglicher Art oder stundenlanges autistisches Training in Fitness-Studios.

Anleitungen zur sinnlichen Wahrnehmung

Essgestört sein bedeutet starke Einengung auf ein schmales Stück unnatürlichen Lebens. Das Denken der Betroffenen ist auf die Ess-Störung konzentriert. Hunger und Völlegefühl sind oft die einzigen Gefühle, die noch gespürt werden, und über die Gemütslage entscheidet die Zahl auf der Waage. Menschen mit einer Ess-Störung nehmen die Welt um sich herum kaum mehr wahr.

Magersüchtige oder Bulimikerinnen essen in Abhängigkeit vom Kaloriengehalt der Nahrungsmittel oder sie verschlingen wahllos Unmengen in der bulimischen Phase. Beides hat mit Essen nichts zu tun. Ein Essen genießen, sich an einem Essen freuen können wir auch dann, wenn wir nicht an einer Festtafel essen, ein lukullisches Mahl verzehren oder unsere Lieblingsspeisen vorgesetzt bekommen. Natürlich ist es unmöglich, dass wir uns an jeder Mahlzeit gleichermaßen erfreuen. Manches, was wir vorgesetzt bekommen, schmeckt uns eben nicht. Aber die Fähigkeit, Nahrung zu genießen oder zumindest sich darum zu bemühen, halten wir für erstrebenswert. Essen kann mit einer sinnlichen Wahrnehmung einhergehen. Ich kann einen Apfel nehmen, ihn in der Hand halten, ihn anschauen und beriechen, ich kann ihn auseinander brechen oder schneiden und schälen oder einfach hineinbeißen. Ich kann das süße Aroma schmecken oder das säuerlichsaftige, der Apfel kann mir zu mehlig sein oder gerade recht, sein Geschmack kann mich an einen früheren Apfel erinnern oder ich finde vielleicht, dass der Apfel fad schmeckt. Jedenfalls sehe, rieche, schmecke, spüre ich den Apfel oder irgendeine andere Frucht, die ich nicht einfach »zu mir nehme« und hinunterschlinge, sondern mit wachen Sinnen esse, und so ist es mit vielen Produkten, die ich für meine tägliche Ernährung brauche. Schon das Einkaufen kann Spaß machen, ob viel oder wenig, ob teuer oder preisgünstig, spielt keine Rolle. Das Auswählen ist wichtig: Ob ich eine Melone oder eine Avocado oder eine andere Frucht für heute suche oder erst für morgen – ich muss lernen zu erkennen, wann ein Käse am besten ist, welches Brot mir am besten schmeckt oder welcher Schinken. Auf einem Markt einzukaufen ist eine gute Gelegenheit, seine sinnliche Wahrnehmung zu trainieren, und bedeutet Freude für den, der sich darauf einlässt.

Das Wichtigste ist zu lernen, sich selbst wahrzunehmen. Irgendwo muss man damit beginnen, z.B. mit der Haut. Magersüchtige wirken oft alt, die Haut wird trocken, schuppig und unelastisch, weil das Fettgewebe schwindet und zu wenig Flüssigkeit vorhanden ist. Ein Außenstehender könnte meinen, den Magersüchtigen ist das alles egal – vielleicht deshalb, weil sie sich sowieso hässlich finden, und da kommt es auf die Haut auch nicht mehr an. Es wäre aber eine Chance, mit einer Änderung zu beginnen, nicht zuletzt, weil es sein kann, dass die Hautveränderungen eines Tages nicht mehr verschwinden, auch wenn sich das Körpergewicht normalisiert hat. Dabei ist es so wichtig, eine einigermaßen gepflegte Haut zu haben, nicht nur wegen des Aussehens. Unsere Haut ist ein sehr wichtiges Sinnesorgan. Mit der Haut spüren wir die Umwelt, wir nehmen die Luft wahr und die Temperatur, wir spüren den Wind, den angenehm kühlen Luftzug, wenn es heiß ist, oder die eisige Luft im Winter oder wir spüren den Sand unter den Fußsohlen oder den Waldboden oder Kieselsteine oder einen Teppich oder die Holzdielen oder den Steinboden. Wieder kommt es nicht darauf an, ob etwas als angenehm oder unangenehm empfunden wird oder sogar als schmerzhaft. Wichtig ist allein, etwas wahrzunehmen und sich bewusst zu machen. Dann können wir uns etwas Angenehmes aussuchen, wenn wir darauf Lust haben, z.B. ein warmes Bad spüren oder das kühle Leintuch oder eine besonders weiche Wolle auf der Haut oder eine gut riechende Creme.

Wir versuchen, unseren Patientinnen zu vermitteln, wie wichtig es ist zu lernen, sich selbst zu spüren, den eigenen Körper wahrzunehmen. Dazu gehört auch Körperpflege, nicht nur aus hygienischen Gründen, sondern weil es angenehm ist, den eigenen Körper wahrzunehmen und ihm ab und zu etwas Gutes zu tun. Es kann schön sein, sich der eigenen Kraft oder Geschicklichkeit oder einer bestimmten Bewegung bewusst zu werden oder die Müdigkeit vor dem Einschlafen zu genießen oder sich zu entspannen.

Das alles ist erlernbar. Wir können unseren Patientinnen zeigen, wie sie ihre Umwelt mit ihren Sinnen in sich aufnehmen können, wie sie mit ihren Fingern erkunden können, aus welchem Material

Gegenstände gemacht sind, ob aus Holz, aus Stein oder Plastik, und wie man sie unterscheiden kann, ohne hinzuschauen. Wir können anregen, eine Baumrinde zu spüren oder das Wetter zu beobachten, die Bewegung der Wolken und den Wechsel von Licht und Schatten. Wir können sie ermuntern, sich die Umwelt auch über das Gehör bewusst zu machen, nicht nur laute Musik zu hören, sondern auch leise verklingende Töne wahrzunehmen, ein Rascheln, ein Knattern oder ein Summen, die vielen verschiedenen Geräusche von der Straße, in einem Haus oder im Wald.

Ein unverzichtbarer Bestandteil unserer Arbeit mit essgestörten Menschen ist, sie zu lehren, sich selbst und ihre Umgebung mit wachen Sinnen wahrzunehmen.

Essen im TCE – Aussagen von Patientinnen

»Ich habe gelernt, sieben Mahlzeiten, d.h. drei Haupt- und vier Zwischenmahlzeiten, zu mir zu nehmen; ich habe verlernt, irgendwann irgendetwas in großen Mengen zu essen. Morgens esse ich z. B. Cornflakes, Müsli, Brötchen, Brot oder Brezeln, zur Zwischenmahlzeit Obst, Schokolade, Kekse, Milch oder Saft. Mein Mittagessen besteht immer aus Hauptgericht, Salat und Nachtisch, z. B. eine Portion Nudeln mit Salat und Nachtisch. Zur zweiten Zwischenmahlzeit esse ich Nüsse, Obst, Saft, Buttermilch oder Eis, zum Kaffee Kuchen, Brezeln, Brot, Brötchen, Eis oder Müsli. Das Abendessen besteht aus Hauptspeise und Salat, z.B. eine Portion Reis mit Gemüse oder Suppe und Brot und Salat. Zur Spätmahlzeit gibt es dann entweder Obst, Joghurt oder Gummibärchen. Ich esse keine Light- oder Magerprodukte mehr; jede Mahlzeit hat ihre Menge, an die ich mich halten möchte.«

»Seitdem ich geregelte Mahlzeiten einnehme, fühle ich mich in meinem Körper sehr viel wohler. Ich bin inzwischen schon ganz schön oft echt lebenslustig und in solchen Momenten schaffe ich es gut, an Süßigkeitenautomaten total gelassen vorbeizugehen. Dabei fühle ich mich so richtig überlegen! Sport fällt mir noch sehr schwer, weil ich mich dabei wahnsinnig träge, behäbig, trampelig, schnaufend, wabbelig, unsportlich und lächerlich fühle, was bei mir sehr starken Selbsthass auslöst. Auch das gute Gefühl hinterher macht nicht viel davon wett. Der irreale Gedanke einer möglichst schlanken Figur, und das möglichst schnell, löst sich immer mehr auf und ich neige nicht mehr so stark dazu, von einem Extrem ins nächste zu fallen. Meine Ziele heißen: Ich möchte mich gedanklich immer mehr vom Thema Essen entfernen. Ich möchte bei Fressdruck mein eigentliches Problem erkennen und versuchen, meine Situation zu verbessern. Ich möchte negative und irreale Gedanken aufdecken und durch positive ersetzen. Ich möchte mir in schwierigen Situationen vor Augen halten, was ich auf Essensebene schon alles geschafft habe. Ich habe durch gesundes und bewusstes Essverhalten inzwischen langsam zehn Pfund abgenommen und damit meinem Körper viel Gutes getan.«

»Seitdem ich nach Struktur esse, fühle ich mich stärker und selbstbewusster. Ich spüre viel mehr und schmecke auch deutlicher. Auch habe ich beobachtet, dass anstelle von Essen-Kotzen-Nichtessen viel mehr Emotionen spürbar werden – oft eine große Traurigkeit und Wut. Aber ich bin zuversichtlich, was meine Zukunft angeht. Natürlich achte ich darauf, dass ich mich nicht in Situationen begebe, in denen ich früher gefressen hätte. Ich bezeichne dies nicht als Mich-Austricksen, sondern vielmehr als Mich-selbst-Unterstützen. Seit ich im TCE bin, esse ich kaum noch alleine, auch nicht am Abend. Das ist eine sehr schöne und gute Erfahrung für mich; es schmeckt einfach besser in Gesellschaft anderer. Manchmal spüre ich aber noch den inneren Druck, mehr oder weniger zu essen, aber dann lenke ich mich sofort ab und hinterfrage meinen Fressdruck. Normalerweise erkenne ich die Situation gleich und spreche mir selber Mut zu. Ich merke auch, dass ich zunehmend die Angst vor dem Essen verliere. Ich entscheide, wann ich esse. Ich denke, dass das Essen nicht mehr Richtschnur meiner Tages- und Lebensplanung ist.«

»Mit dem Essen klappt es im Moment eigentlich ganz gut, d.h., ich esse meistens das, worauf ich Lust habe. Allerdings fällt es mir manchmal noch schwer, auch wirklich ehrlich zu mir zu sein und nicht doch wieder das Fettärmere zu wählen. Aber, wie gesagt, in letzter Zeit kriege ich das eigentlich ganz gut auf die Reihe. Bei ›schwierigen Gerichten‹ muss ich mir gut zureden oder mir von den anderen gut zureden lassen, bevor ich sie dann auch genießen kann. Ansonsten merke ich, dass ich viel, viel lockerer mit Essen umgehen kann und auch nicht mehr ganz so viel darüber nachdenke wie noch vor kurzem. Mit meinem Gewicht komme ich total gut klar, die Zahl macht mir überhaupt nichts aus, solange ich mich in meinem Körper wohl fühle.«

»Mein Körpergefühl und mein Essverhalten scheinen ganz eng zusammenzuhängen. Wenn ich mit mir und meinem Körper zufrieden bin, habe ich keine Probleme beim Essen, auch nicht das Verlangen nach mehr. Restaurantbesuche kann ich genießen ohne Entscheidungsschwierigkeiten und Angst vor der Portionierung. Mein Hunger- und Sättigungsgefühl ist recht deutlich geworden und ich habe das Gefühl, mich darauf verlassen zu können. Schwierigkeiten habe ich in der Gesellschaft von Menschen, die nichts anderes zu reden wissen als über die neueste Diät, Figur und Abnehmen. Ich muss solche Menschen meiden, denn sie könnten mir gefährlich werden.«

»Es waren zwei aus meiner Klasse, die mich überredet haben, eine Therapie im TCE zu machen, eine davon war auch einmal magersüchtig. Jetzt, nachdem ich wieder in der Schule bin, helfen mir alle sehr. Sie laden mich ein und wollen viel von der Therapie wissen. Irgendwie, glaube ich, ist es nicht mehr so ›in‹ und ›cool‹ wie vorher in der Klasse, möglichst die Dünnste zu sein.«

»Im TCE konnte ich zuerst die Verantwortung und Sorge für mein Essen an die Diätassistentinnen abgeben. Das empfand ich als ungemein erleichternd und befreiend, um endlich einen freien Kopf für meine wirklichen Probleme zu haben. Inzwischen fühle ich mich total verantwortlich für mich, auch was mein Essen angeht. Allerdings habe ich in der ambulanten Phase immer noch die Möglichkeit, auftauchende Essensprobleme klären und mit rechtzeitig Rat zu holen, bevor es zu Gewissensbissen oder Rückfällen kommen kann. Außerdem esse ich, so oft es geht, mit Leuten aus der Gruppe. Wir gehen zusammen essen oder laden uns gegenseitig ein.«

Gruppenerleben

Neben dem Wiedererlernen eines »normalen« Essverhaltens ist das
Erleben von Gemeinschaft mit den daraus resultierenden positiven
und negativen Emotionen ein wichtiger Aspekt der tagklinischen
Behandlung. Von Anfang an ist es unser Anliegen, die Solidarität
unter den Betroffenen im Sinn einer gemeinsamen Krankheitsbe-
wältigung anzuregen und zu fördern. Das gilt für alle Phasen der
Behandlung und kommt in den vielfältigen Gruppenaktivitäten
zum Ausdruck. Zweifellos ist die Kontaktaufnahme während der
tagklinischen Phase am intensivsten. Das Zusammenleben in einer
Gruppe Gleichgesinnter, der Austausch untereinander, das Solidari-
tätsgefühl auch in den Auseinandersetzungen mit dem therapeutischen Team bieten eine Vielzahl von Möglichkeiten, die Krankheit
zu bewältigen, die über die therapeutischen Aktivitäten hinausgeht.
Sie reichen von beginnenden freundschaftlichen Beziehungen bis
hin zu Aggressionsausbrüchen, sie reichen vom Bemühen, sich gegenseitig zu helfen und zu unterstützen, bis hin zu Konkurrenz-
kämpfen im Rivalisieren miteinander. Sie umfassen die vielfältigen
Interaktions- und Kommunikationsstörungen der Erkrankten mit
den erprobten Mechanismen, ihr niedriges Selbstwertgefühl zu
kompensieren und zu überspielen, mit unserem Anliegen, neue
Strategien für einen konstruktiven Umgang miteinander einzu-
üben.

Aussagen von Patientinnen

»Das Zusammensein mit den anderen Patientinnen, unsere Gespräche
bedeuten mir viel. Ich habe so etwas vorher noch nicht erlebt, obwohl
ich schon etliche Therapien hinter mir habe. Ich muss mich nicht ver-
bergen oder rechtfertigen, ich werde sowieso von den anderen scho-
nungslos erkannt und durchschaut, aber auch angenommen. Diejenigen, die sich schon etwas aus der Krankheit herausgearbeitet haben,
machen mir viel Mut und geben mir viel Hoffnung. Gewisse krankhafte Verhaltens- und Denkweisen, die ich an anderen erkenne, ma-

chen mir meine eigene aufs Schärfste bewusst. Die Gemeinsamkeit aber ist schön, wie konnte ich nur der Überzeugung sein, dass ich als Einzelwesen existieren möchte!«

»Teilweise habe ich Angst vor den Gruppengesprächen, Angst, nicht zu wissen, was ich reden soll, und vor allem Angst, etwas falsch zu machen. Verrückt, selbst in der Therapie habe ich das Bedürfnis, gut dazustehen und einen glänzenden Eindruck zu machen.«

»Ich bin irritierbar, es macht mich ziemlich fertig zu kapieren, dass mein System, das ich jahrelang für richtig hielt, ein System ist, mit dem ich mich umbringe. Ich trauere um meine Vergangenheit, meine Illusionen gehen kaputt. Übrig bleibt eine ziemlich unschöne, farblose, traurige Realität. Viele Eingeständnisse fallen mir schwer, ich habe nicht die Super-Eltern, die ich mir in meiner Fantasie zurechtgebogen habe, und ich bin nicht so toll und außergewöhnlich, wie ich mir eingebildet habe zu sein. Meine Fassaden und Illusionen brechen zusammen.«

»Als ich in die Klinik kam, wollte ich an meinem Essverhalten etwas ändern. Inzwischen weiß ich, dass es vor allem darum geht, dass ich mich selbst ändere und finde. Ich muss meine Schale, meine Rollen, das Bild, das ich und andere von mir haben, aufgeben.«

»Thema der Gruppe war heute, dass wir unsere Gefühle und Bedürfnisse nicht oder kaum wahrnehmen. Wir haben festgestellt, dass wir völlig vereinnahmt wurden und alles mit uns haben geschehen lassen, nur um gelobt und geliebt zu werden. Jetzt müssen wir uns endlich wehren, endlich unser Leben führen. Ich habe angefangen; ich habe begonnen Hüllen fallen zu lassen und mich zu zeigen. Ich will kämpfen und wenn dieser Kampf noch so schwer ist. Ich will mir endlich helfen lassen.«

»Ich hätte heute fast bei jedem mitheulen können. Es ist so, dass ich über das Leid anderer besser weinen kann als über mein eigenes. Wenn ich einmal über mich geweint habe, machte sich ein paar Stunden später mein Kopf darüber lustig – über das Kind, das geflennt hatte. In der Situation selbst noch nicht; da scheint mein blöder Kopf zu spüren, dass er jetzt sein dummes Maul halten soll. Es gibt da in mir einen eindeutigen Stärkeren: einen, der unterdrückt, und einen, der unterdrückt wird. Dieser Jemand ist eigentlich tot, eine Schale, eine Fratze, aber er ist so perfekt, glaubhaft und stark, dass es schwer ist, gegen diesen aufgeblasenen Pfau anzukämpfen.«

»Ich erkenne, wie wenig Leben es in unserer Familie gibt. Vor der Therapie habe ich mich noch lückenloser betrogen, als ich das jetzt tue. Ich habe mir in Bezug auf meine Eltern und unsere Familie alles Mögliche vorgemacht. Dieser Selbstbetrug funktioniert nicht mehr, was mir oft das Gefühl gibt, dass ich völlig verloren und einsam bin, weil ich keine Wurzeln habe. Dieses Gefühl stellt sich speziell dann ein, wenn ich aufhöre, alles zu beschönigen, und feststellen muss, dass mein Vater, meine Mutter und ich im Grunde keine Beziehung zueinander haben. Dieses Gefühl, das ich habe, wenn ich unsere Familie sehe, ohne alles zu beschönigen, halte ich sehr schlecht aus. Dieses Gefühl, eigentlich nirgendwo herzukommen und nirgendwo hinzugehören. Ich bin noch nicht an dem Punkt, an dem ich mich bei einem anderen Menschen richtig zu Hause fühlen kann. Wenn ich sehe, wie wenig wir uns in unserer Familie nahe sind, versuche ich schnell wieder, die Realität, die so verdammt wehtut, umzulügen. Aber diese Lüge glaube ich mir nicht mehr. Ich bin viel öfter traurig als früher. Ich glaube, ich bin vor allem traurig über meine Eltern. Ich muss immer mehr einsehen, dass sie ganz anders sind als das Bild, das ich mir von ihnen vorgegaukelt habe.«

Therapieziele

Magersucht und Bulimie gehören nicht zu den Krankheiten, deren Heilung unter einer Behandlung stetig und geradlinig voranschreitet. Die Verläufe sind unterschiedlich, stark schwankend und vor allem kaum voraussagbar. Es ist auch nicht so einfach, wie es auf den ersten Blick erscheinen mag, das Ziel einer Behandlung zu definieren. Auch in diesem Punkt weichen die Ess-Störungen von vielen anderen Krankheiten ab. Es entspräche nicht unserem Krankheitsverständnis, am Ende der Therapie gleichsam den Zustand vor Beginn der Behandlung hergestellt zu haben – was unbestritten das höchste Ziel der meisten Behandlungen in der Medizin ist. Wichtiger ist es, sich über das spezifische Ziel einer Behandlung, über Erreichbares und Machbares klar zu werden. Therapieziele können nicht für alle gleich sein. Sie stehen nicht von vornherein fest, sondern müssen gemeinsam erarbeitet werden. Unseren therapeutischen Auftrag sehen wir darin, den Essgestörten und ihren Familien unser Krankheitsverständnis begreiflich zu machen und ihnen auf dieser Basis eine Zusammenarbeit anzubieten. Was daraus wird, hängt von vielen Bedingungen ab, unter anderem von der Bereitschaft der Patientin und ihrer Angehörigen zu einer Zusammenarbeit. Ebenso ist es Sache der Patientin, sich über die Ziele, die sie in der Therapie zu erreichen wünscht, Gedanken zu machen. Wir können unseren Patientinnen mit der Behandlung kein Rezept für ein »besseres« Leben liefern, sondern ihnen allenfalls behilflich sein im Erkennen und Zeigen von Wegen. Wir werden nicht müde zu ermuntern, Ziele in möglichst konkreten und gangbaren Teilschritten zu benennen.

Wir halten es für wichtig, die Therapieerwartungen der Patienten immer wieder zu hinterfragen. Viele von ihnen hoffen nämlich im Geheimen, dass die Ess-Störung eines Tages von ihnen abfällt und dann einem glücklichen Leben nichts mehr im Wege steht. Manchmal hat man den Eindruck, sie entsprechen mit dieser Erwartung den Forderungen ihrer Eltern, die ihr Leben ganz auf die Familie und die Erziehung ihrer Kinder abgestellt haben und dafür nicht nur Dankbarkeit erwarten, sondern das Glück ihrer Kinder einfordern. Es gehört also auch zu den Behandlungszielen, derart unrealistische Erwartungen bei Patienten und Eltern zurechtzurücken.

Wie halten es für besonders wichtig, während der Behandlung bei den Betroffenen eine Art Mündigkeit ihrer Krankheit gegenüber zu erreichen, d. h. ein Gefühl für Eigenverantwortlichkeit zu wecken. Diese Eigenverantwortlichkeit muss auch Basis für die Definition der Therapieziele werden. Entscheidungen über ein Fortsetzen oder Abbrechen der Behandlung liegen bei den Patienten. Wir können sie ihnen nicht abnehmen. Wir müssen und wollen auch respektieren, wenn sich ein junger Mensch für ein Leben mit der Ess-Störung, ob Magersucht oder Bulimie, entscheidet. Natürlich sollte eine solche Entscheidung diskutiert, infrage gestellt und gemeinsam bedacht werden. Wir sehen aber auch letztlich darin einen »Erfolg«, wenn eine Patientin zu dieser Entscheidung steht und aufhört, eine Behandlung nach der andern zu machen, nur um damit den Erwartungen der Umwelt zu entsprechen.

Das Tagebuch von »Melanie« (Gerlinghoff 1985) ist ein beeindruckendes, aber pessimistisch stimmendes Dokument einer solchen Entscheidung. Optimistisch stimmen hingegen die folgenden Berichte von zwei Patientinnen:

> »Zu Beginn der Behandlung erhoffte ich mir, so zu werden, wie ich mir immer eingebildet hatte, werden zu sollen: selbstsicher, erfolgreich, nett, charmant, beliebt und von allen geliebt. Aber daraus ist nichts geworden und ich will es auch gar nicht mehr, sondern ich habe mich auf den Weg gemacht, mich schrittweise zu finden. Ich bekomme so langsam eine Ahnung, wer ich bin, was ich will und was Leben bedeuten kann, wenn ich es nur zulasse. Dass es nicht nur schön und heiter ist, und zwar für niemanden, habe ich inzwischen kapiert. Wie es auch sein mag – jedenfalls will ich leben und mich packt das pure Entsetzen, wenn ich daran denke, auf was für einem Weg ich mit meiner Krankheit war.«

> »Was macht jetzt mein Lebensgefühl aus, drei Jahre nach der Therapie? Warum ist mein Leben jetzt alles andere als wegschmeißenswürdig?
> – Ich vertraue auf mich und andere;
> – ich bin nicht mehr so verbissen;
> – ich lasse mich nicht bestimmen (!!!);
> – ich setze mich gelegentlich über die Meinung anderer hinweg;
> – ich grüble nicht über alles und jeden stundenlang nach;
> – ich fühle mich nicht mehr als Nabel/Arsch der Welt;
> – ich weiß nicht immer schon alles vorher;
> – ich achte mehr auf die kleinen Dinge des Lebens;

– ich sage, was mich nervt und was ich will;
– ich lasse meine Wut nicht an mir aus;
– ich identifiziere mich nicht mehr mit jedem, der mir irgendwo begegnet;
– ich überlege nicht stundenlang, ob ich jetzt eine Sache, weshalb, wann und wie am besten tun kann;
– ich kann mich für Sachen und Menschen begeistern;
– ich kann mich verlieben;
– ich kann mich vergessen;
– ich bin und gehe meinen Weg.
Manchmal, nur noch ganz selten denke ich mit Angst und Schrecken an die Bulimie zurück.«

Diese positiven Berichte stehen keineswegs für alle. Die Krankheitsverläufe sind sehr unterschiedlich. Sie reichen von Sterben an Magersucht auf der einen Seite bis zur Befreiung der Patientin und ihrer Angehörigen aus einem abhängigen, eingeengten und freudlosen Leben auf der anderen Seite. Das Letztgenannte zu erreichen wäre nach unserem Verständnis das erstrebenswerteste Ziel einer Behandlung. Es ist durchaus erreichbar, erfordert aber von allen Beteiligten viel Kraft, Mut und die Bereitschaft, sich auf Belastendes und Schmerzliches einzulassen und Unsicherheiten zu ertragen. Das gilt nicht nur für Patienten und Angehörige, sondern auch für den Therapeuten und sein Team.

Probleme in der Therapie

Die Arbeit mit essgestörten Patienten ist nicht einfach. Ihnen geht der Ruf voraus, dass sie schwierig, rigide, intrigant, manipulativ und verlogen sind und vor allem nicht bereit, sich helfen zu lassen. Vieles wird verständlich angesichts ihrer Lebens- und Krankengeschichten. Wir bemühen uns, Misstrauen mit Offenheit zu begegnen. In der Therapie sollte sich nicht fortsetzen, was die Essgestörten von ihren Eltern her gewöhnt sind. Oberstes Gesetz für die Behandlung ist es, sie so transparent wie möglich zu gestalten. Wir teilen den Patienten mit, was wir wissen oder zu wissen glauben. Wir stehen zu unserem Nichtwissen und unseren Unsicherheiten. Wir lassen uns in Frage stellen und geben uns als Menschen zu erkennen, denen Ängste und Schwächen nicht fremd sind. Essgestörte reagieren auf jede Kritik mit Verzweiflung und Resignation aufgrund der Überzeugung, nichts wert zu sein. Erleben sie ihre Therapeuten als ebenfalls nicht perfekte und fehlbare Menschen, so finden sie allmählich Mut, Kritik nicht nur als etwas Negatives, sondern Konstruktives zu erfahren. Sie sollen vor allem lernen, dass Zuwendung und Sympathie einem Menschen gegenüber nicht ausschließen, ihn wegen eines bestimmtes Verhaltens zu kritisieren.

Eine Gefahr besteht darin, dass einige Magersüchtige auch in der Therapie mustergültig sein wollen, so wie sie es ihr Leben lang waren. Sie tun alles, von dem sie meinen, es könnte dem Therapeuten gefallen. Sie werden zu Musterpatienten in dem Bemühen, nicht zu enttäuschen. Sie entsprechen auch in der Behandlung ihrem Anspruch, zu funktionieren und gute Leistungen zu erbringen.

Eine weitere Gefahr liegt in der zumeist gut ausgeprägten Fähigkeit der Patienten zur Reflexion und Verbalisation. Diese Fähigkeiten sind gepaart mit einem quasi seismographischen Gespür für das, was der Therapeut hören möchte. Nicht selten besteht die Gefahr, dass die psychotherapeutischen Sitzungen zu Expertengesprächen über Ess-Störungen entarten, nicht aber persönliche Veränderungen in Gang bringen. Das Verstehen und Erkennen von Zusammenhängen ist zwar die Basis für Veränderung, kann aber auch Veränderungen verhindern, wie der folgende Bericht einer Magersüchtigen zeigt:

»In über 200 Stunden Gesprächstherapie habe ich eine Vielzahl logischer Erklärungen über die Zusammenhänge meiner Schwierigkeiten gefunden. Die Sprachlosigkeit meines Therapeuten gab mir ein Gefühl der Überlegenheit, Unnahbarkeit und Stärke. Ich schützte mich vor Annäherung, indem ich meinem Gesprächspartner sofort demonstrierte, dass er mir zumindest verbal nichts Neues vermitteln konnte. Meine Therapiestunden kamen mir oft so vor, als schriebe ich einen Aufsatz über irgendein Thema. Die Art, wie ich über mich sprach, verhalf mir dazu, nichts von mir zu erzählen. Sie schützte mich davor, etwas von mir hergeben zu müssen. Ich habe in diesen 200 Stunden kein einziges Mal geweint. Ich habe es nicht zulassen können, mich schwach zu zeigen und Gefühle anders als durch Worte auszudrücken. Ich wusste überhaupt nicht, was ich in dieser Therapie sollte, ging aber trotzdem zu jeder vereinbarten Stunde, weil ich schließlich brav sein wollte und vor meinen Eltern den Anschein erwecken musste, mich behandeln zu lassen.«

Eine weitere Gefahr sehen wir darin, dass Patienten Psychotherapien missbrauchen, um dadurch zusätzlich zu ihrer Magersucht noch etwas intellektuell Exklusives zu haben. Sie machen eine Behandlung nach der anderen und sind daran interessiert, immer neue Therapeuten und noch bessere Methoden kennen zu lernen. Diese Patienten haben schließlich nicht nur ein vielschichtiges Wissen über die Krankheit und ihre möglichen Hintergründe, sondern auch über diverse therapeutische Verfahren. Sie sind zu »Handelsreisenden« in Sachen Magersucht geworden und längst weit davon entfernt, mithilfe einer Therapie ihre Krankheit zu bewältigen.

Die Behandlung essgestörter Patienten fordert immense Geduld, nicht nur von den Therapeuten, sondern auch von den Betroffenen. Eine langwierige Therapie aber kann dem Anspruch einiger widersprechen, alles möglichst schnell, »mit links« und außerdem noch perfekt zu schaffen. So wollen sie auch die Behandlung »leisten«. Ein weiteres Problem im Umgang mit diesen Patienten ist, dass viele der Überzeugung sind, sich wegen der Therapie illoyal ihren Eltern gegenüber zu verhalten. Sie versuchen, den »Verrat«, den sie damit begehen, wieder gutzumachen, indem sie den Eltern Wort für Wort von der Therapie berichten. Sie sind erleichtert, wenn man ihnen klarmacht, dass sie ein Recht auf Therapie haben und auch ein Recht, die Therapie als etwas zu betrachten, was ihnen zunächst allein gehört. Einige Patienten leiden darunter, wenn Eltern und Therapeut nicht einer Meinung sind; andere wiederum genießen den Konflikt und schüren geradezu Differenzen zwischen den Eltern und dem Therapeuten oder versuchen, beide gegeneinander auszuspielen.

Wir streben eine Zusammenarbeit mit den Eltern an. Es gelingt nicht in jedem Fall, sie zu einer Mitarbeit zu motivieren. Problema-

tisch ist eine ablehnende und feindliche Einstellung, wenn sie sich
hinter den Kulissen abspielt. Es gibt Eltern, die einer stationären
oder teilstationären Behandlung notgedrungen zustimmen, damit
aber erwarten, dass die Krankheit danach für immer beseitigt ist.
Für viele Eltern ist allein die Tatsache, dass sie zur Mitarbeit aufge-
fordert werden, der Beweis dafür, dass sie für den Therapeuten als
die Schuldigen gelten. Entsprechend fühlen sie sich angegriffen,
verletzt und bloßgestellt. Unserer Erfahrung nach lassen sich Ressentiments leichter in einer Gruppentherapie abbauen als in der
Behandlung einzelner Familien. Schuld und Rechtfertigung, Eifersucht dem Therapeuten gegenüber, Angst vor Einmischungen in familiäre Angelegenheiten und Angst vor Veränderungen sind kritische Themen, die wir in den Familiengruppen immer wieder zur
Sprache bringen. Wenn Eltern begreifen, dass wir sie nicht als die
Schuldigen an der Krankheit ihrer Kinder ansehen, sind viele bereit, ihre Ressentiments allmählich abzubauen.

Auch eine gute Zusammenarbeit mit den Familien schließt Probleme nicht aus. So haben wir immer wieder erlebt, dass einige Patienten mit allen Mitteln versuchen, die Mitarbeit ihrer Eltern zu
vereiteln. Diese Magersüchtigen befürchteten, ihre Behandlung
werde ihnen von ihren Eltern weggenommen und so auch ihr Ge-
sundwerden zu deren Sache. Oder die Eltern könnten sie in der
Therapie übertrumpfen und zu besseren »Patienten« werden, als sie
selbst es sind. Solche Befürchtungen können dem Therapeuten lange Zeit verborgen bleiben.

Unsere Therapie leitet sich aus unserem Krankheitsverständnis
ab. Es gibt auch andere Behandlungskonzepte und vielfältige The-
rapieformen. Wie bei kaum einer anderen Krankheit wird therapeutisches Vorgehen bei Magersucht und Bulimie von Einstellung
und Überzeugung des Therapeuten beeinflusst und bestimmt. Die
Behandlung der Ess-Störungen – zumindest wie wir sie verstehen –
reicht sehr weit in Bereiche menschlicher Beziehungen ganz allge-
mein, berührt Fragen des Umgangs miteinander und der Lebensführung ebenso wie das Selbstverständnis des Therapeuten. Da das
Verstehen einer Krankheit nichts Starres sein kann, lässt therapeutische Arbeit auch den Therapeuten nicht unbeeinflusst.

Prävention

Prävention oder, wie man früher sagte, »Vorbeugen ist besser als Heilen«, ist dann besonders wichtig, wenn eine Krankheit schwierig zu behandeln ist und eine schlechte Prognose hat. Beides trifft auf die Ess-Störungen zu. Deshalb gibt es in der wissenschaftlichen Literatur keinen Zweifel an der Notwendigkeit, den Ess-Störungen – die immerhin zu den häufigsten psychischen Krankheiten in der hauptsächlich betroffenen Altersgruppe zählen – vorzubeugen oder zumindest die Zahl der Neuerkrankungen zu reduzieren.

Vor einer gezielten und wirksamen Prävention müssen die Entstehungsmechanismen geklärt oder zumindest Bedingungen bekannt sein, die das Auftreten und Unterhalten dieser Krankheiten begünstigen. Bei den Ess-Störungen ist der genaue Entstehungsmechanismus bisher nicht bekannt. Wir haben eingangs davon gesprochen, dass wir von einem mehrdimensionalen oder multifaktoriellen Geschehen ausgehen. An der genetischen Disposition können wir – zumindest heute – nichts ändern. Auch wäre es utopisch anzunehmen, wir könnten Gewohnheiten, Trends und Ideale der Gesellschaft ändern. Wir können auch nicht die Werbung mit ihren Models verbieten lassen oder auf die Produktion von Konsumgütern Einfluss nehmen. Aber wir können uns darum bemühen herauszufinden, welche Verhaltensweisen, Einflüsse und Bedingungen und in welchem Lebensabschnitt bei denjenigen wirksam waren, die später an einer Ess-Störung erkrankt sind. Es geht also um die Erkennung von Risikofaktoren, welche zu einem krankhaften Essverhalten führen. Dazu gibt es in den letzten Jahren einige wissenschaftliche Untersuchungen. Mehrere Untersucher fanden heraus, dass junge Mädchen, die sich außergewöhnlich stark mit ihrer Figur und Körpergewicht, mit Essen und Diäten beschäftigen, gefährdet sind, später eine Ess-Störung zu entwickeln. Somit gilt übermäßige Beschäftigung mit Essen und eigener Figur als einer der wichtigsten Risikofaktoren für die Entwicklung einer Ess-Störung. Unsere eigenen Untersuchungsergebnisse an Schulkindern mit einem Durchschnittsalter von 10,8 Jahren haben wir eingangs schon erwähnt. Wir finden den Prozentsatz derjenigen Mädchen und Jungen, die mit ihrer Figur unzufrieden sind und auch schon Diäten durchgeführt haben, erschreckend hoch. Der Vergleich mit gleichartigen Studien aus anderen Ländern zeigt, dass dieses Phänomen auch in anderen Erdteilen in gleichem Ausmaß besteht. Bei 13 bis 18 Jahre alten Mädchen (Durchschnitt 15,0 Jahre) erhöht sich der Prozentsatz derer, die bereits versucht haben abzunehmen, auf 48%. Bei den Jungen bleibt der Prozentsatz im Vergleich zu den Jüngeren mit 25% gleich.

Die Unzufriedenheit mit der eigenen Figur, der Wunsch, dünner zu sein, die Beschäftigung mit dem Gewicht und Diätversuche sind also vor und während der Pubertät bei männlichen und weiblichen Kindern und Jugendlichen erstaunlich häufig anzutreffen. Da diese Einstellungen und Verhaltensweisen unbestritten zu den spezifischen Risikofaktoren für die spätere Entwicklung einer Ess-Störung gelten, muss man sich fragen, wie es zu eben diesen Einstellungen überhaupt kommt. Es gibt, wie entsprechende Untersuchungen zeigen, verschiedene Einflüsse, die aufgrund verschiedener Studien unterschiedlich gewichtet sind. Dazu gehören das Diätverhalten der Mütter, aber auch der Väter, Frauen im Fernsehen und Zeitschriften als Vorbilder und – von einigen Autoren besonders betont – die Beschäftigung von Gleichaltrigen mit Figur und Essen (Einfluss der Peer-Group).

Als weiterer Risikofaktor gilt ein niedriges Selbstwertgefühl, das viele Essgestörte charakterisiert. In einer prospektiven Studie fand sich niedriges Selbstvertrauen gehäuft bei Schulkindern, die später an einer Magersucht oder an einer Bulimie erkrankten. Mangelndes Zutrauen zu sich selbst, die große Abhängigkeit von der Meinung anderer, übermäßiges Angepasstsein und Sich-Unterordnen, die eigene Meinung gering achten – dies alles sind Eigenschaften, welche die Erziehung von Kindern und Jugendlichen besonders erleichtern mögen (»pflegeleichte Kinder«); für die Entwicklung einer eigenständigen Persönlichkeit bedeuten sie ein hohes Risiko.

Zu den Eigenschaften, die häufig bei Essgestörten gefunden werden, gehört auch das Gefühl mangelnder Anerkennung, die Überzeugung, sich Aufmerksamkeit, Zuwendung und Liebe verdienen zu müssen durch herausragende Leistungen, etwa in der Schule, im Haushalt, beim Sport – oder beim Hungern. Das Gefühl mangelnder Anerkennung und Unterstützung (social support) bezieht sich natürlich in erster Linie auf die Eltern, oft auf den Vater. Aber auch Akzeptanz oder Ablehnung unter Gleichaltrigen spielt eine große Rolle. Ist die Anerkennung und Unterstützung real oder im Empfinden gering oder fehlt sie ganz, so wird der Betroffene verletzbar und anfällig für psychische Fehlentwicklungen. Soziale Unterstützung bedeutet, ein Kind oder einen Jugendlichen ernst zu nehmen, die Ermutigung, etwas auszuprobieren und dafür zu loben, hinzuhören und wahrzunehmen, die Bereitschaft, ihn zu akzeptieren oder einfach zu mögen. Das Ausmaß an Anerkennung, Zuwendung und Liebe, die einer braucht, ist wohl individuell sehr verschieden. Schon das Empfinden und damit Erleben eines Mangels reicht aus für den Weg in eine Störung.

Opfer von ständigen Aggressionen jeder Art, von Herabsetzungen und Missachtung, können kein Selbstbewusstsein entwickeln und haben meist auch keine Verbündeten, also keine soziale Unterstützung. Mobbing an der Schule ist eine besondere Form aggressiven Verhaltens unter Gleichaltrigen. Es ist zu einem verbreiteten Übel geworden und die Opfer von Demütigungen und Rempeleien, von kleinen Zerstörungen und Beleidigungen vereinsamen sehr bald in der Gesellschaft, die sich mit den vermeintlich Starken, den Tätern solidarisiert. Selten können sich die Opfer von Mobbing den Eltern oder anderen Bezugspersonen anvertrauen. Schwache, Schüchterne, Zurückhaltende oder gar »Versager« haben es besonders schwer, soziale Unterstützung zu finden. Ständig erlebte Frustrationen sind eine ideale Vorbedingung für eine Flucht in eine Bulimie.

Was können wir für die Verhinderung von Ess-Störungen tun?

Im Prinzip müsste man nur die Risikofaktoren ausschalten oder minimieren, wir müssten den Risikofaktoren protektive Eigenschaften, also Schutzfaktoren, entgegenstellen. Es müsste uns gelingen, selbstunsicheren Kindern Sicherheit und hohes Selbstvertrauen einzuimpfen und ihnen zu zeigen, dass sie gemocht werden und sie anderen Menschen vertrauen können. Möglichst früh müssen wir vermitteln, dass die superdünnen Models gar nicht so cool sind, wie es den Anschein hat, und dass eine Superfigur nicht automatisch Selbstsicherheit, Zufriedenheit und Lebensglück bedeutet.

In der wissenschaftlichen Literatur wird über einige präventive Aktivitäten in Schulen berichtet, doch gibt es keine einheitliche Meinung über Art und Erfolg einzelner Maßnahmen. Natürlich gibt es auch kritische Stimmen, die meinen, dass man etwa durch aufklärende Veranstaltungen manche Jugendliche erst auf den Weg der Ess-Störungen bringt, sozusagen schlafende Hunde weckt.

Jedenfalls gibt es bis jetzt keine fest etablierten Maßnahmen zur Prävention von Ess-Störungen und es gibt noch keine Spezialisten. Wir sind am Münchner TCE seit mehr als zehn Jahren darum bemüht, Ess-Störungen zu verhindern oder die Zahl an Neuerkrankungen zu vermindern (Primärprävention) oder eine Ess-Störung möglichst frühzeitig zu erkennen und die Betroffene zu einer Behandlung zu motivieren (Sekundärprävention). Wir können unsere Wege beschreiben und skizzieren, welche weiteren Pläne wir haben.

Information und Aufklärung

Über die Krankheit, die verhindert werden soll, muss aufgeklärt werden. Informiert werden müssen diejenigen, die potenziell gefährdet sind, und ihr nächstes Umfeld. Im Falle der Ess-Störungen müssen wir uns an Kinder und Jugendliche wenden, aber auch an

Eltern, Lehrerinnen und Lehrer oder sonstige Bezugspersonen, die mit Kindern und Jugendlichen zu tun haben.

Seit Jahren betreiben wir eine intensive Öffentlichkeitsarbeit durch Beiträge in Fernsehsendungen und Rundfunk. Einer breiten Information über Ess-Störungen dienen auch unsere Bücher über Ess-Störungen, die wir unter Verwendung von Texten unserer Patientinnen, aber auch von Angehörigen publiziert haben.

Seit Anfang der 90er-Jahre haben wir an vielen Gymnasien in München und Oberbayern Vorträge über Ess-Störungen gehalten. Eingeladen wurden wir von Lehrern oder auch Eltern. Es ging um Aufklärung und Beratung im Umgang mit schwierigen, offensichtlich essgestörten Schülerinnen und Schülern. Manchmal musste man annehmen, dass in einer Schulklasse mehrere Essgestörte die Stimmung so sehr beeinträchtigt haben, dass es zu Schwierigkeiten im Unterricht kam. An diesen Informationsveranstaltungen haben sich regelmäßig einige unserer Patientinnen beteiligt. Diese Mitarbeit von Patientinnen in der Öffentlichkeitsarbeit und bei präventiven Aufgaben ist eine Besonderheit des TCE. Wir sind davon überzeugt, dass Essgestörte die eigentlichen Expertinnen ihrer Krankheit sind. Viele Betroffene sind redegewandt und sehr erfahren im Erleben und im Umgang mit ihrer Krankheit. Ihre Berichte über ihre eigene Erkrankung haben vor allem den Jugendlichen im Auditorium jeweils einen sehr unmittelbaren emotionalen Zugang zur Problematik der Ess-Störungen vermitteln können. Gar nicht so selten haben einzelne Zuhörer am Ende ihre eigene Störung offengelegt und um therapeutische Hilfe gebeten.

Die Beteiligung unserer Patientinnen an Informationsveranstaltungen jeglicher Art und an Öffentlichkeitsarbeit ist ein fester Bestandteil unseres Therapiekonzeptes und nach unserer Erfahrung auch wirksam für die Betroffenen selbst im Sinne einer Tertiärprophylaxe.

Seit 1994 laden wir regelmäßig Schulklassen (etwa der achten bis zwölften Jahrgangsstufe) im Rahmen so genannter Unterrichtsgänge in unser Therapie-Centrum ein. Schon durch die freundliche Atmosphäre und die hellen, ansprechenden Räume ist es uns sicher gelungen, Vorurteile gegenüber psychiatrischen Einrichtungen bei unseren Besucherinnen und Besuchern zu korrigieren, Hemm-

schwellen und Berührungsängste abzubauen. Bei diesen Unter-
richtsgängen diskutieren die Gäste des TCE mit Patientinnen und
Therapeuten in einer offenen Gesprächsrunde über altersrelevante
Probleme und natürlich auch über Ess-Störungen, über die Wege
in die Krankheit und über die Therapie. Es gab eindrucksvolle Be-
gegnungen. Schon bei der ersten Klasse, die zu uns kam, einer
zehnten Gymnasialklasse von München-Land, zeigte sich, dass die
Schülerinnen und Schüler große Schwierigkeiten hatten – im Vergleich zu unseren Patientinnen –, überhaupt über Probleme in der
Schulklasse miteinander zu reden, und es kam heraus, dass sie sich
einem massiven Gruppendruck ausgeliefert fühlten, z.B. was Klei-
dungsstil, Figur, Ernährungs- und Freizeitgewohnheiten betraf. Gemeinsam stellten sie fest, dass sich die Probleme der Gäste nur ge-
ringfügig von denen der Patientinnen unterschieden, was eine
unserer Patientinnen zu der Bemerkung verleitete: »Ich glaube, wir
sind gesünder als ihr!«

Die bisherigen Gesprächsrunden lassen darauf schließen, dass
bei vielen Schülerinnen und Schülern ein hohes Maß an Einsamkeit
und Isolation in der Klasse besteht, verbunden mit einem starken
Konkurrenzdenken in Bezug auf Leistung und Konsumgüter. Es
fand sich nur eine geringe Kommunikations- und Bewältigungs-
kompetenz bei Schwierigkeiten innerhalb und außerhalb der Schule. Die Jugendlichen beklagten familiäre Belastungen und fehlende
häusliche Unterstützung. Verbreitet sind stundenlanges Tagträu-
men, auffälliges Essverhalten und Drogenkonsum. Bei nicht weni-
gen Schulklassen wurde das Bedürfnis deutlich, in schwierigen Le-
benssituationen Unterstützung und Verstärkung zu erfahren.

Diese Unterrichtsgänge bieten eine gute Gelegenheit zu authenti-
scher Information und Aufklärung über Ess-Störungen. Es ist wichtig, dass die Schülerinnen und Schüler als Gäste in eine psychiatrische Institution kommen, wo Betroffene ihre Gesprächspartner
sind.

Aufklärung und Einstellungsänderung

1998/99 haben wir mit Unterstützung des Bayerischen Sozialministeriums eine Untersuchung von 750 Schülerinnen und Schülern
der fünften Gymnasialstufe durchgeführt. Einige Ergebnisse der
Fragebogenuntersuchung wurden schon erwähnt. Etwa 400 Mädchen und Jungen haben wir klassenweise zu zwei so genannten Ak-
tionstagen in das TCE eingeladen. Dort haben sie etwas über gesunde Ernährung und auch über Ess-Störungen erfahren, es wurde
viel gespielt und gemeinsam gegessen. Wieder waren es unsere Patientinnen, die wesentlichen Anteil an dieser Aktion und ihrem Erfolg hatten. Sie haben ihre Krankengeschichte erzählt und Bilder
von sich gezeigt und sie konnten glaubhaft versichern, dass die Figur eines Models nicht bedeutet, dass man cool und glücklich ist
und den großen Durchblick hat. Am Ende der Aktionstage konnten
wir durch entsprechende Fragebögen nicht nur nachweisen, dass
die Schülerinnen und Schüler jetzt mehr über gesunde Ernährung
und über Ess-Störungen wussten; wir konnten auch eine günstige
Einstellung zu Figur, Diäten und Abnehmen erreichen.

Aktionstage in der Art, wie wir sie durchgeführt haben, sind als
präventive Maßnahme sicher wirksam. Der personelle und materielle Aufwand ist jedoch nur im Rahmen eines begrenzten wissenschaftlichen Projektes zu vertreten.

1994 haben wir am TCE eine Mutter-Kind-Gruppe eingerichtet
für die Kinder unserer Patientinnen. Kinder von anorektischen
oder bulimischen Müttern gelten als Risikokinder, nicht nur in Bezug auf die Art, wie dieses Kinder ernährt werden. Emotionale Auffälligkeiten in der Mutter-Kind-Interaktion gefährden die Kinder in
ihrer Persönlichkeitsentwicklung. Durch gemeinsame Aktivitäten
können in der Mutter-Kind-Gruppe Auffälligkeiten erkannt und
frühzeitig korrigiert werden.

Selbstmanagement als Basis der Therapie und der Prävention

Während unserer Therapie, die sich am Prinzip des Selbstmanagements nach Kanfer orientiert, lernen unsere Patientinnen das Instrumentarium kennen, mit dem sie aktuelle Probleme erkennen und Lösungsstrategien finden können. Neben der Ernährungstherapie sind die Vermittlung und das Training von Lebenskompetenz wichtigster Bestandteil unseres Konzeptes. Die Förderung dieser Lebenskompetenz ist notwendig, weil Essgestörte ihr pathologisches Verhalten als vermeintlich wirksame, aber letztlich selbstzerstörerische Problemlösungsstrategie einsetzen.

Im Sinn einer Primärprävention ist es also notwendig, Kindern und Jugendlichen möglichst viel Selbstsicherheit und Lebenskompetenz zu vermitteln, damit die Risikofaktoren Selbstunsicherheit, mangelnde soziale Unterstützung und abnormes Figurbewusstsein ihre Wirksamkeit einbüßen.

Um dieses Ziel zu erreichen, haben wir ein Projekt begonnen, das wir K.I.C.K. benannt haben. K.I.C.K. bedeutet:

Kommunikation – Interaktion – Chancen – Kompetenzen
Folgende Ziele des Projektes haben wir definiert:

➜ Förderung der Lebenskompetenz zur primären Prävention von Ess-Störungen bei Schülerinnen und Schülern
➜ Förderung individueller Ressourcen (welche Kräfte habe ich)
➜ Förderung kommunikativer Fähigkeiten
➜ Förderung der Selbstorganisation und der Kooperation/Interaktion
➜ Förderung der Eigenverantwortung und der Eigeninitiative (was kann ich selber bestimmen und tun)
➜ Förderung von Problembewältigung und sozialer Kompetenz (wie gehe ich mit schwierigen Situationen und Menschen um)
➜ Förderung der Selbsteffizienz (was habe ich alles erreicht)
➜ Förderung der konstruktiven Interaktion zwischen Schülern, Lehrern und Eltern

Mit einem ersten Schritt haben wir im Frühjahr 1999 begonnen. Klassensprecher, Elternvertreter und Lehrer kommen in regelmäßigen Abständen in das TCE. Sie werden dort über das Vorhaben und mögliche Formen der Umsetzung informiert und zur Mitarbeit motiviert. Dabei geht es um die verschiedensten Fragen, wie z.B. Gestaltung des Pausenbrotes, Organisation einer Cafeteria, Verschönerung einzelner Gemeinschaftsräume, Anregung und fachliche Hilfe für Facharbeiten zum Thema Ess-Störungen, Umgang mit Mobbing etc. Es ist unsere Vorstellung, dass durch Gewinnung einzelner Schüler (z.B. Klassensprecher), Lehrer und Angehörige des Elternbeirates an möglichst vielen Schulen eine kleine Gruppe von »Delegierten« entsteht. Diese Gruppe kann an der jeweiligen Schule z.B. über Ess-Störungen informieren (Vorträge, Beiträge in Schülerzeitungen), z.B. zu einer Therapie motivieren, Mitschüler und Lehrer beraten, aber auch bei Streitigkeiten schlichten oder Mobbing frühzeitig offen legen. Zwei oder drei (ehemalige) Patientinnen des TCE bilden ein so genanntes Mobiles Team. Dieses Team besucht einzelne Schulen zu Informationsveranstaltungen z.B. einer Klasse, unterstützt das Schülerforum oder spricht mit möglichen Betroffenen in einer Schule. Mitarbeiter des TCE übernehmen die Supervision.

Der Grundgedanke des Projektes ist es, Prävention von einer professionellen Institution auf die Kinder und Jugendlichen im Sinne des Selbstmanagements zu übertragen. Wenn die Erwachsenen, Lehrerinnen und Lehrer und Eltern, dieses Vorhaben nicht nur nicht behindern, sondern aus Überzeugung unterstützen, wäre nach unserer Überzeugung sehr viel für die Verminderung von Risikofaktoren, die Förderung von Schutzfaktoren und damit für die Prävention von Ess-Störungen getan.

Patientinnen antworten auf die Frage: Wie kann ich eine Kranke erreichen?

Die häufigste Frage, die auf Informationsveranstaltungen gestellt wird, ist: »Wie verhalte ich mich gegenüber Betroffenen?«

In der Krankheit sind essgestörte Menschen nicht in der Lage zu beantworten, was ihnen gut tut. Deshalb machen wir – ehemalige Patientinnen – Vorschläge, stellvertretend für Betroffene, die noch keine Worte dafür haben.

Ratschläge für Mütter

❖ Sprich mich nicht auf Essen, Gewicht oder Figur an (»du bist dick/dünn/gefräßig«), sondern frage mich lieber, wie es mir geht.

❖ Sätze wie »Ich habe keine Angst vorm Essen, das sind bei mir die Schilddrüsen, Verdauung etc.« sind Ausreden, damit ich nicht zugeben muss, dass ich wirklich ein Problem habe.

❖ Ich wünsche mir, dass du mich auch einmal lobst und Leistung nicht als etwas Selbstverständliches hinnimmst. Es gibt auch noch andere Fragen als »Wie war es heute in der Schule?« oder »Welche Note hast du in Deutsch?«.

❖ Rede nicht mit anderen über mich, sondern mit mir. Ganz leicht habe ich sonst das Gefühl, hintergangen und ausgegrenzt zu sein!

❖ Ich würde mir wünschen, dass du mir mehr Aufmerksamkeit schenkst – nicht, indem du mein Lieblingsessen kochst. Diese Art der Zuwendung nervt mich und macht mich aggressiv.

❖ Warum erkennst du nicht, dass ich erwachsen werde und mich abgrenzen möchte? Die Ess-Störung ist mein Weg zu mehr Freiheit. Lass mich meinen eigenen Weg gehen und meine eigenen Erfahrungen sammeln!

❖ Anstatt mit dir endlos über Essen und Figur zu diskutieren, würde ich mich freuen, wenn du mich zu einer Beratungsstelle begleitest.

❖ Auch wenn ich Bücher über Ess-Störungen barsch abwehre, brenne ich darauf, sie heimlich zu lesen.

❖ Zwinge mich nicht zu einer Therapie – nur wenn ich selbst gesund werden will, ist eine Therapie sinnvoll: Der Kampf gegen die Ess-Störung erfordert viel Eigeninitiative.

❖ Ruf nicht für mich bei Therapeuten an.

❖ Behandle die Ess-Störung nicht als TABU, sondern sprich offen und ohne Heimlichtuerei darüber, sonst entsteht bei mir das Gefühl, dass ich mich für mein »komisches« Verhalten schämen muss.

❖ Versuche nicht, mich zum Essen zu zwingen oder zu überreden. Ich kann einfach nicht mehr normal essen!

❖ Reduziere mich nicht auf die Ess-Störung, sondern nimm mich in allen Beziehungen ernst! Es gibt nämlich auch noch anderes. Es verletzt mich, wenn du dich nur noch für mein Essverhalten/ Gewicht interessierst!

❖ Es ist sinnlos, wenn du versuchst, mich zu therapieren. Du kannst weder einen Therapeuten noch die beste Freundin ersetzen!

❖ Ich würde mir wünschen, dass du dich über Ess-Störungen informierst.

❖ Ich bekomme Schuldgefühle, weil du unter meiner Krankheit leidest. Suche dir selbst Hilfe, z.B. bei einer Selbsthilfegruppe, gib dir auf keinen Fall die alleinige Schuld an der Krankheit. Da kriegen wir nur wieder Schuldgefühle, weil es der Mutter wegen uns nicht gut geht!

❖ Es müssen immer mehrere ungünstige Faktoren aufeinander treffen, damit eine Ess-Störung entsteht.

❖ Behandle mich nicht wie ein rohes Ei, sondern wie einen normalen Menschen!

Ratschläge für Väter

❖ Sprich mich nicht auf Essen, Gewicht oder Figur an (»du bist dick/dünn/gefräßig«), sondern frage mich lieber, wie es mir geht.

❖ Sätze wie »Ich habe keine Angst vorm Essen, das sind bei mir die Schilddrüsen, Verdauung etc.« sind Ausreden, damit ich nicht zugeben muss, dass ich wirklich ein Problem habe.

❖ Warum siehst du hervorragende Leistungen als selbstverständlich an? Ich würde mir wünschen, dass du mich auch einmal lobst und mir das Gefühl vermittelst, dass Anerkennung und Liebe davon unabhängig sind. Ich denke sonst leicht, dass ich immer noch besser sein muss, um überhaupt wahrgenommen und geliebt zu werden.

❖ Rede nicht mit anderen über mich, sondern mit mir. Ganz leicht habe ich sonst das Gefühl, hintergangen und ausgegrenzt zu sein!

❖ Schone mich nicht übermäßig, sondern behandle mich wie einen normalen Menschen, den du in jeder Hinsicht ernst nimmst. Gerade von dir will ich ernst und wahrgenommen werden!

❖ Ich wünsche mir, dass du meine Ess-Störung nicht als kleine Spinnerei oder Schlankheitstick abtust! Es ist furchtbar für mich, wenn ich als »ein bisschen verrückt« abgehandelt werde: Eine Ess-Störung ist eine sehr ernste Krankheit und sie ist entstanden, weil ich Probleme habe, und nicht, weil ich ein bisschen dünner sein wollte.

❖ Zwinge mich nicht zum Essen! Ich kann nicht einfach wieder normal essen!

❖ Es würde mich freuen, wenn du dich über Ess-Störungen informierst und mir Adressen von Therapiemöglichkeiten gibst.

❖ Reagiere nicht mit Aggression und Gewalt auf mein gestörtes Essverhalten! Das treibt mich in die Enge: Ich habe normales Essen verlernt!

❖ Warum zeigst du nicht mehr Interesse an mir, sondern reduzierst mich aufs Essen? Das verletzt mich: Ich will als Mensch wahrgenommen werden und nicht als Essgestörte.

❖ Zwinge mich nicht zu einer Therapie. Ich will selbst über mich und meinen Körper entscheiden; auch der Schritt zu einer Therapie soll meiner sein, ich selbst will darüber bestimmen. Eine Therapie gegen meinen Willen ist sinnlos, denn ohne die Bereitschaft, gegen meine Ess-Störung aktiv anzukämpfen, hilft der beste Therapeut nichts.

❖ Halte mich nicht von einer Therapie ab: Meine Krankheit ist kein Spleen, sondern lebensbedrohlich! Es ist für mich selbst schon sehr schwer einzusehen, dass ich schwer krank bin und Hilfe brauche! Die Bereitschaft, eine Therapie anzufangen, ist ein Zeichen von Mut und Stärke und keine Schwäche, die dem Ruf der Familie schadet! Es tut verdammt weh, wenn du das so siehst!

❖ Behandle meine Ess-Störung nicht als TABU, sprich offen darüber. Sonst vermittelst du mir das Gefühl, dass ich mich wegen meines »komischen« Verhaltens schämen muss!

❖ Schiebe nicht die ganze Verantwortung an meine Mutter ab und gib ihr nicht die Schuld an meiner Krankheit! Ich wünsche mir, dass du dir auch Gedanken machst! Sehr viele Faktoren tragen zur Entstehung einer Ess-Störung bei!

❖ Es verletzt mich, wenn du abfällige Bemerkungen über Figur und Essverhalten machst. Das Dünnsein/Hungern ist etwas, auf das ich stolz bin.

❖ Biete mir nicht ständig Essen an! Ich kann nicht mehr normal essen und fühle mich unter Druck gesetzt, sodass ich oft nur noch mit Aggressivität antworten kann! Ich habe auch ein schlechtes Gewissen, wenn ich ablehne – obwohl dies nach außen nicht so wirken mag. Außerdem nervt mich die ständige Diskussion um Essen!

❖ Warum erkennst du nicht, dass ich erwachsen werde und mich abgrenzen möchte? Die Ess-Störung ist mein Weg zu mehr Freiheit. Lass mich meinen eigenen Weg gehen und meine eigenen Erfahrungen sammeln!

❖ Behandle mich nicht wie ein rohes Ei, sondern wie einen normalen Menschen!

Ratschläge für Lehrerinnen und Lehrer

❖ Sprechen Sie mich nicht auf Essen, Figur oder Gewicht an, sondern fragen Sie mich lieber, wie es mir geht, und sagen Sie mir, dass Sie sich sorgen. Da habe ich das Gefühl, Sie haben wirklich Interesse an mir.

❖ Bleiben Sie in der Ichform (»Ich habe den Eindruck, es geht dir nicht gut.«)! Da fühle ich mich nicht gleich in die Enge getrieben und kann leichter zugeben, dass wirklich etwas nicht stimmt.

❖ Ich würde mir wünschen, dass Sie mich nicht ignorieren, sondern mich ansprechen! Schlimmer können Sie die Ess-Störung dadurch nicht machen, am schlimmsten ist es für mich, ignoriert zu werden! Ich habe mir die Ess-Störung als mein »Sprachrohr« genommen, damit ich endlich wahrgenommen werde!

❖ Reden Sie nicht mit meinen Eltern hinter meinem Rücken! Die Heimlichtuerei verletzt mich.

❖ Sprechen Sie mich nicht vor der Klasse, vor Mitschülern, anderen Lehrern etc. an. Das ist mir peinlich und gerade vor anderen habe ich gar nicht die Chance zuzugeben, dass etwas nicht stimmt.

❖ Geben Sie Adressen von Therapiemöglichkeiten weiter. So habe ich die Möglichkeit, zu einem Zeitpunkt, an dem ich zu einer Therapie motiviert bin, mir Hilfe zu suchen.

❖ Reden Sie nicht mit der Klasse in meiner Abwesenheit! Das ist mir unangenehm und ich fühle mich ausgeschlossen und hintergangen.

❖ Machen Sie mir ein Angebot zum Reden (»Wenn irgendwas ist, kannst du immer kommen«), denn es fällt mir sehr schwer, selbst um Hilfe zu bitten; und es tut mir gut zu wissen, dass da jemand ist, an den ich mich wenden kann.

❖ Behandeln Sie das Thema Ess-Störungen in der Schule nicht als Tabu! Da habe ich noch eher das Gefühl, nicht normal zu sein und meine Krankheit verheimlichen zu müssen. Außerdem schützt Aufklärung in der Schule mich und andere Betroffene vor blöden Kommentaren und Vorurteilen.

❖ Informieren Sie sich selbst über Ess-Störungen. Je mehr Sie wissen, desto besser können Sie mir/anderen Betroffenen helfen!

❖ Führen Sie Informationsveranstaltungen an der Schule durch. So sind alle für das Thema Ess-Störungen sensibilisiert und ich kann eher auf Verständnis und Hilfe hoffen!

❖ Kontrollieren Sie in der Pause nicht mein Essverhalten! Das ist furchtbar erniedrigend für mich und bringt nichts, weil ich nicht mehr normal essen kann und so nur gezwungen werde, Essen verschwinden zu lassen und zu lügen.

❖ Machen Sie keine abfälligen Bemerkungen über Essgestörte, Figur oder Essverhalten. Das verletzt mich und außerdem fühle ich mich so nicht ernst genommen!

❖ Ich würde mir wünschen, dass Sie versuchen, mich in die Klasse zu integrieren! Ich will dazugehören und mitmachen, traue mich aber oft nicht, selbst zu fragen oder etwas zu organisieren!

❖ Seien Sie aufmerksam gegenüber Mobbing der Schüler untereinander und reagieren Sie vor allem darauf! Das macht eine bessere Atmosphäre und vermittelt das Gefühl, im Notfall nicht allein gelassen zu werden. Zudem können Sie schon im Ansatz auf viele Ursachen für die Entstehung einer Ess-Störung reagieren.

❖ Behandeln Sie mich nicht wie ein rohes Ei, sondern wie einen normalen Menschen!

❖ Unterstützen Sie Schüler, die sich unter einen enormen Leistungsdruck stellen, nicht noch dabei! Sonst entsteht der Eindruck, dass Anerkennung und Aufmerksamkeit nur von Leistung abhängen.

❖ Lassen Sie mich nicht fallen und versuchen Sie es weiter, auch wenn ich zunächst sehr abweisend reagiere. Mir fällt es schwer zuzugeben, dass es mir schlecht geht; außerdem ist es mir peinlich, angesprochen zu werden. Insgeheim freue ich mich aber, dass Sie sich für mich interessieren!

Ratschläge für Gleichaltrige

❖ Sprich mich nicht auf Essen, Figur oder Gewicht an, sondern frag mich lieber, wie es mir geht, und sag, dass du dir Sorgen machst. So zeigst du mir, dass ich dir wirklich wichtig bin. Ich freue mich über Interesse, nur Fragen auf Gewicht und Essen interpretiere ich leicht als Angriff und reagiere dann abweisend.

❖ Zeig Herzlichkeit! Nimm mich ruhig mal in den Arm! Oft wünsche ich mir das, kann es aber nicht sagen.

❖ Lass mich nicht fallen! Ruf an, schlage Unternehmungen vor. Ich brauche das Gefühl, dass ich dir wichtig bin, schaffe es aber oft selbst nicht, mich aus meiner Isolation zu befreien.

❖ Sei nicht enttäuscht oder wende dich ab, wenn ich dir absage oder dich abweise, sobald du mich nach meinem Befinden fragst. Ich kenne mich oft selbst mit meinen Gefühlen nicht mehr ganz aus und verletze dich, ohne es zu wollen.

❖ Lass dich nicht auf medizinische Diskussionen ein. Bauchweh, Schilddrüse usw. sind nur Ausreden, damit ich nicht zugeben muss, dass ich krank bin!

❖ Streich das Wort »Streber« aus dem Wortschatz! Ich bringe keine guten Leistungen, um zu schleimen, sondern weil ich auch hier unter einem inneren Zwang stehe und mit guten Leistungen mein sehr geringes Selbstbewusstsein stärken will!

❖ Sprich nicht in meiner Abwesenheit über mich, tuschel nicht und verbreite keine Gerüchte. Wie würdest du dich denn fühlen, wenn hinter deinem Rücken über dich geredet wird?

❖ Ich würde mir wünschen, dass du mich in Klassenprojekte mit einbeziehst (Projekttag, Wandertag usw.)! Oft fällt es mir schwer, den ersten Schritt zu machen und auf andere zuzugehen. Ich will aber dazugehören und einbezogen werden!

❖ Behandle mich wie einen normalen Menschen und schone mich nicht übermäßig. Sonst habe ich das Gefühl, nicht gleichwertig, abnormal und wertlos zu sein.

❖ Setz mich nicht mit Einladungen zum Essen unter Druck, sondern wähle Unternehmungen aus, bei denen ich trotzdem mitmachen kann. Ich kann nicht mehr normal essen und es ist furchtbar für mich, deshalb absagen zu müssen und nicht dazuzugehören.

❖ Mach keine abfälligen, verletzenden Bemerkungen über Figur, Essverhalten oder Essgestörte. So was würde jeden verletzen und mich trifft es besonders, da ich krank geworden bin in der Hoffnung, dadurch selbstbewusster und beliebter zu werden.

❖ Lass dich nicht auf Endlosdiskussionen über Essen und Figur ein, sondern block ab, wenn es dir zu viel wird, und biete mir lieber an, mich zu einer Beratungsstelle zu begleiten. Über Essen und Figur kann ich ewig reden, ohne einen Schritt voranzukommen, und du bist am Ende nur genervt und überfordert.

❖ Gib mir Bücher und Adressen von Therapiemöglichkeiten! So habe ich die Möglichkeit, mir Hilfe zu holen, wenn ich zu einer Therapie bereit bin. Auch wenn ich oft so tue, als würde mich das Thema gar nicht interessieren, verschlinge ich jede Information förmlich.

❖ Beantworte Vorwürfe wie »du verstehst mich nicht« mit »Ich bin immer für dich da, aber ich kann es nicht wirklich nachvollziehen«! Du allein kannst mich nicht aus der Ess-Störung holen, da ich professionelle Hilfe brauche!

❖ Behandle die Ess-Störung nicht als TABU, sondern rede offen und ohne Heimlichtuerei darüber! So habe ich nicht das Gefühl, mich für meine Krankheit schämen zu müssen und nicht normal zu sein.

❖ Versuch nicht, mich zum Essen zu überreden! Ich kann nicht mehr normal essen und es macht mir ein schlechtes Gewissen, wenn du dann enttäuscht bist!

❖ Reduzier mir nicht auf die Ess-Störung! Es tut mir weh, wenn niemand sieht, wer ich – über meine Krankheit hinaus – noch bin.

❖ Ich würde mir wünschen, dass du mich ernst nimmst und mir zuhörst, wenn ich Probleme habe. Besprich aber auch deine Sorgen weiter mit mir! Sonst fühle ich mich nicht für voll genommen und ausgeschlossen und ziehe mich leicht zurück.

❖ Ignorier meine Ess-Störung auf keinen Fall! Sie ist ein Hilfeschrei und ich bin froh, wenn dieser wahrgenommen wird!

❖ Bewunder nicht mein extrem kontrolliertes Essverhalten und Untergewicht! So gibst du mir das Gefühl, dass Hungern und Dürrsein wirklich erstrebenswert sind, und es fällt mir noch schwerer, es aufzugeben. Du bestätigst mich dadurch in meinem kranken Verhalten!

❖ Lass dich auf keine Figurvergleiche ein! Dadurch unterstützt du nur mein krankes Denken!

Literatur

Ellis, A.: Grundlagen und Methoden der Rational-Emotiven Verhaltenstherapie. Stuttgart: Klett-Cotta 1997

Gerlinghoff, M.: Magersüchtig. Eine Therapeutin und Betroffene berichten. Weinheim, Basel: Beltz-Verlag 2001

Gerlinghoff, M., Backmund, H., Mai, N.: Magersucht und Bulimie. Verstehen und bewältigen. Weinheim, Basel: Beltz-Verlag 1993 (1988)

Gerlinghoff, M., Backmund, H.: Essen will gelernt sein. Ein Arbeits- und Rezeptbuch. Weinheim, Basel: Beltz-Verlag 2003

Gesundheitsbericht für Deutschland: Gesundheitsberichterstattung des Bundes/Statistisches Bundesamt. Stuttgart: Metzler-Poeschel 1998

Hesse, H.: Kindheit und Jugend vor Neunzehnhundert. Hermann Hesse in Briefen und Lebenszeugnissen 1877–1895. Hrsg. von Ninon Hesse. Frankfurt/M. 1966

Kanfer, F., Reinecker, H., Schmelzer, D.: Selbstmanagement-Therapie. Ein Lehrbuch für die klinische Praxis. Berlin: Springer-Verlag, 3. Aufl. 2000

Meckel, C.: Suchbild. Über meinen Vater. Frankfurt: Fischer 1983

Pudel, V., Westenhöfer, J.: Ernährungspsychologie. Eine Einführung. Göttingen, Bern, Toronto, Seattle: Hogrefe 1998